# MAIGRIR
# SANS REGROSSIR

Dr JEAN-PHILIPPE ZERMATI

# MAIGRIR SANS REGROSSIR

*Est-ce possible ?*

Odile Jacob

15, rue Soufflot, 75005 Paris

www.odilejacob.fr

ISBN 978-2-7381-2172-1

# Introduction

Il y a vingt ans, la plupart des patients qui se présentaient en consultation étaient surtout à la recherche d'informations nutritionnelles. « Que faut-il manger pour maigrir, docteur ? » demandaient-ils. Aujourd'hui, les choses ont bien changé. Ils connaissent tout de la diététique, qu'ils récitent religieusement comme un catéchisme. Et pourtant, ils se plaignent de ne pouvoir respecter les règles qu'ils croient devoir suivre. « Je sais bien ce qu'il faudrait manger pour maigrir, me dit Christelle. J'ai fait tous les régimes, j'ai lu tous les livres, y compris les vôtres. Je pourrais même en écrire un, tellement j'ai consulté de spécialistes. Tout ça ne me sert à rien. Je ne contrôle plus rien et je fais n'importe quoi. C'est même pire qu'avant ! »

Souvent, ils décrivent des comportements surprenants, sans logique apparente. Nataly me disait un jour : « Je mange davantage car je n'ai pas faim. » Cette phrase m'a semblé tellement absurde qu'un moment j'ai pensé qu'elle se trompait. J'ai donc préféré garder le silence : elle allait se corriger et exprimer vraiment ce qu'elle voulait dire. Mais elle a insisté : « Oui, c'est parce que je n'ai pas faim que je mange. Je sais, ça a l'air bizarre. Je ne peux pas vous l'expliquer mieux, mais c'est vraiment ce que je ressens. Le fait de manger sans avoir faim me donne encore plus envie de manger. J'ai un comportement alimentaire complètement irrationnel. »

Ou encore Bertrand me raconte que plus il veut maigrir, plus il mange. « Je ne supporte plus de me voir comme ça, m'explique-t-il. Mon corps me répugne. Pourtant, plus je le regarde plus j'ai envie de manger. Je sais bien que ça a l'air débile, mais je ne peux pas m'en empêcher. Je fais le contraire de ce qu'il faudrait que je fasse. Et le pire, c'est que je m'en rends compte. »

Agnès, elle, n'a jamais faim, n'est jamais rassasiée. « Je mange le plus souvent parce que c'est l'heure ou parce que je me dis qu'il faut manger, mais j'ai rarement faim avant les repas. Je pense même que je pourrais facilement les sauter. J'ai d'ailleurs l'impression que je ne mangerais jamais si j'attendais d'avoir faim. Et puis, quand je commence, je ne sais jamais quand je suis rassasiée. Je m'arrête quand mon estomac est plein ou alors il faut que je prenne sur moi et que je me raisonne. C'est épuisant ! »

Et Bénédicte se déclare « alcoolique de la bouffe ». « Je ne supporte plus ma solitude. Après mon travail, sur le chemin de la maison, je sais déjà que je vais faire une crise. En rentrant, je me jetterai sur des gâteaux. Impossible de résister. C'est comme si je mangeais pour oublier que je suis seule. Je mange pour me réconforter, mais si je commence, je ne peux plus m'arrêter. Je pourrais n'en manger qu'un ou deux, mais c'est plus fort que moi, je finis le paquet. Le résultat, c'est que je m'en veux à mort. Je me sens encore plus mal qu'avant. Ce qui me fait manger de plus belle ! »

Barnabé, de son côté, se décrit comme un obsédé « qui ne pense qu'à ça ». « Je n'en peux plus de passer mon temps à penser à mon poids et à la bouffe. Je voudrais avoir la paix et me libérer de tout ça. Je demande seulement de pouvoir faire comme tout le monde : manger quand j'ai faim et m'arrêter quand je n'ai plus faim. Je rêve de quelqu'un qui préparerait mes repas et qui m'éviterait de réfléchir à ce que je dois manger. Je voudrais juste arrêter d'y penser ! »

Les personnes qui me consultent en sont rarement à leur première tentative d'amaigrissement. Elles combattent généralement depuis des années leurs problèmes de poids. Elles en ont trop, il leur en manque, il n'est pas où il faut... Elles luttent aussi depuis des années contre leurs aliments et ont des comportements alimentaires qui les plongent parfois dans des abîmes de perplexité. Elles souffrent, bien sûr. Et elles se sentent aussi terriblement désemparées de ne pas comprendre ce qu'elles subissent. Elles se demandent pourquoi elles ne maigrissent pas ou pas davantage, pourquoi chaque fois qu'elles maigrissent elles reprennent leurs kilos perdus, pourquoi elles ne peuvent s'empêcher de manger des aliments qu'elles avaient décidé de réduire ou de supprimer, pourquoi elles mangent quand elles n'ont pas faim, pourquoi seul ce qui fait grossir les attire, pourquoi, même le ventre plein, elles ne se sentent pas rassasiées, pourquoi le stress les fait manger, pourquoi certains y arrivent et pas elles... Toutes ces difficultés, elles les vivent comme un échec personnel dont elles seraient responsables.

Tout comme mes patients, j'ai moi aussi été obsédé par le besoin de répondre à tous ces pourquoi. J'ai tout d'abord écrit un livre intitulé *La Fin des régimes*. Il dénonçait les régimes déséquilibrés et suggérait simplement aux lecteurs de respecter leurs sensations de faim et de satiété. Pas si simple, pourtant. Car, dans ma pratique, en demandant à mes patients de respecter leurs sensations alimentaires, je me suis aperçu que beaucoup ne les ressentaient pas. Certains n'avaient jamais faim, d'autres toujours, d'autres encore n'étaient jamais rassasiés. Et, une fois qu'ils les avaient retrouvées, ils ne les respectaient que de façon très aléatoire. Qu'est-ce qui les en empêchait ? Leurs croyances alimentaires et leurs émotions. Certains refusaient totalement de manger les aliments gras ou sucrés ou de manger entre les repas. Le risque de compulsion les paralysait. D'autres étaient bombardés d'émotions qui les faisaient manger avant que leur faim n'apparaisse.

C'est ainsi que j'en suis petit à petit venu à m'interroger sur les mécanismes de contrôle du comportement alimentaire. Jusqu'à parvenir à un modèle que je voudrais vous présenter dans cet ouvrage. Car je suis convaincu que, comme mes patients, beaucoup de gens souffriront moins en comprenant mieux les ressorts des troubles qui les affectent. Sans doute cela ne suffit-il pas toujours à les faire disparaître. Mais cela permettra d'envisager de meilleures solutions. Vous trouverez en tout cas dans ce livre celles que j'ai élaborées avec l'aide de mes confrères du Groupe de réflexion sur l'obésité et le surpoids et de mes patients.

La vérité est que tout le monde ne peut pas maigrir ! Ou plus exactement, si beaucoup pourront atteindre un jour le poids de leurs rêves, peu réussiront à s'y maintenir. Simplement parce que nous ne disposons pas tous d'une physiologie à la hauteur de nos espoirs. Je préférerais dire le contraire, mais ce serait mentir et chercher à vous faire croire à des contes de fées. Les vraies questions sont plutôt : qui peut maigrir ? Jusqu'à quel poids ? Et à quelles conditions ?

Avant tout, il faut renoncer à croire que nous sommes confrontés à un problème simple et facile. Allons donc ! Pour résoudre de telles difficultés, il ne suffit pas de faire un « petit régime ». Parmi ceux qui liront ce livre, beaucoup en ont peut-être déjà fait des dizaines. La plupart des personnes en difficulté avec leur poids ou leur comportement alimentaire ont déjà consenti d'immenses efforts pour suivre des régimes qui n'ont servi à rien ou qui leur ont fait du mal.

Je veux cependant penser qu'elles auront à cœur d'en consentir beaucoup moins pour apprendre si elles peuvent vraiment maigrir ou pourquoi elles n'y arrivent pas. Pour certaines, des solutions existent. Pas toujours aussi idéales qu'elles l'auraient souhaité. Il serait toutefois dommage de ne pas en profiter, vous ne pensez pas ? Pour d'autres, le moment est peut-être venu de déposer les armes et de faire la paix avec la nourriture et avec soi-même. La vérité est parfois une pilule amère, mais les illusions et les faux espoirs sont souvent plus dévastateurs.

Nous ne décidons comme nous le voulons ni de notre poids ni de notre façon de manger. L'un et l'autre sont tributaires de facteurs que nous ne maîtrisons pas et dont parfois nous n'avons même pas conscience. Ignorer leur existence conduit bien souvent à nous opposer à eux. Voilà ce qui nous plonge dans des situations inextricables que nous imputons ensuite aux défaillances de notre volonté. Est-ce à dire que nous sommes totalement impuissants à infléchir notre poids ou notre façon de manger dans un sens plus favorable ? Loin de là. Nous sommes bel et bien perfectibles. Pourtant, si nous n'apprenons pas à mieux nous connaître pour mieux respecter nos besoins et mieux accepter les limites de notre corps, nous n'arriverons à rien. Et si nous ne nous tenons pas éloignés des sirènes qui nous promettent monts et merveilles pour finalement nous soumettre au diktat de la mode et du regard des autres, nous obtiendrons bien souvent le contraire de ce que nous recherchons. Cela implique une certaine sagesse. Celle-là même que ce livre entend vous exposer.

CHAPITRE PREMIER

# Pourquoi ça ne peut plus durer

## Plus on fait des régimes, plus on regrossit

En 1959, le grand spécialiste de l'obésité Albert Stunkard écrivait : « La plupart des obèses ne poursuivent pas leur programme amaigrissant. Parmi ceux qui le poursuivent, la plus grande part ne maigrit pas et parmi ceux qui maigrissent, la plupart reprennent leur poids[1]. » Cinquante ans après, peu de choses ont changé : nombreux sont ceux qui ont maigri et reprennent plus de poids qu'ils n'en ont perdu durant leur régime.

Pour mesurer le phénomène, les spécialistes de tous les pays affectés par l'obésité ont réalisé des études d'évaluation. Celles-ci nous apprennent que, partout, le taux d'échec des traitements diététiques du surpoids et de l'obésité se situe bien souvent au-delà de 90 % dans un délai de trois à cinq ans[2]. Les meilleures statistiques se situent aux alentours de 65 % dans la population générale, les pires peuvent atteindre 94 % dans les services très spécialisés généralement confrontés aux situations les plus difficiles[3].

Si, face à ces résultats, nous avions au moins la certitude de guérir entre 10 et 35 % de nos patients, sans nuire à la santé de tous les autres, nous pourrions naturellement persévérer dans nos pratiques. Après tout, si cela ne fait de mal à personne, pourquoi ne pas continuer à prescrire un petit régime tous les deux ou trois ans ? La situation est malheureusement tout autre. Et nous sommes bien loin de respecter les engagements minimums que nos patients sont en droit d'attendre des médecins à qui ils confient leur santé : *primum non nocere.*

En premier lieu, il est non seulement avéré aujourd'hui, sans contestation de quiconque, que les régimes amaigrissants, la plupart du temps, ne parviennent pas à faire maigrir durablement les personnes en surpoids ou obèses. Nous pouvons même affirmer qu'ils aggravent leur surpoids et les complications médicales qui en découlent, qu'ils provoquent des troubles du comportement alimentaire et qu'ils engendrent ou aggravent leurs difficultés psychologiques[4].

En second lieu, nous sommes dans l'incapacité d'affirmer que toutes les personnes qui ont durablement perdu du poids en ont tiré un réel bénéfice. Certes, elles ont maigri. Mais à quel prix réussissent-elles à maintenir ce nouveau poids ? Il est évident que, pour au moins un certain nombre d'entre elles, les efforts consentis pour ne pas regrossir dépassent de loin le bénéfice médical et même psychologique de l'amaigrissement. Au point que nous sommes confrontés aujourd'hui à des motifs de consultation totalement inédits : des patients nous demandent de les aider à sortir de leur univers de restriction, quitte même à reprendre un peu de poids. Mais pas trop quand même…

Le procès des régimes n'est donc plus à faire. Il a déjà été instruit et la question réglée. Seuls les sourds, les aveugles, les inconscients et les personnes de mauvaise foi peuvent continuer à en préconiser. Si bien qu'en matière de traitement du surpoids la seule vraie surprise aujourd'hui est que l'on continue encore à en prescrire.

Si nous ajoutions l'ensemble des personnes qui s'astreignent ou se sont astreintes au cours de leur vie à suivre un régime amaigrissant à celles qui disent surveiller leur alimentation, faire attention comme on dit aujourd'hui, dans le but de prévenir un surpoids, nous découvririons que… près de 70 % de la population française est concernée par le phénomène du contrôle pondéral. Et qu'il touche aussi bien les femmes, les hommes que les enfants. Peut-on encore les laisser suivre et même leur recommander des méthodes dont nous avons la certitude qu'elles constituent un risque avéré pour leur poids et leur santé physique et mentale ?

## On a vraiment tout essayé !

Conscients de ce désastre, beaucoup d'entre nous ont cherché à améliorer leurs prescriptions diététiques pour les rendre plus efficaces à long terme. Nous avons tout d'abord pensé que les échecs pouvaient être consécutifs à la pratique de régimes trop sévères, imposant une diminution calorique trop importante. Jusque vers la fin des années 1980, il était courant de voir les médecins prescrire des régimes se situant autour de 800 calories. Dans certains hôpitaux, il arrivait parfois que l'on diminue les apports alimentaires jusqu'à 250 calories tout en laissant les patients poursuivre leurs activités habituelles. Nombre d'entre eux se rappellent à quelle vitesse ils ont repris le poids qu'ils avaient ainsi perdu. Aujourd'hui, les régimes amaigrissants sont moins sévères. Une réduction calorique de 25 à 30 % des apports initiaux paraît être une diminution raisonnable et plus supportable à long terme. Cependant, les résultats n'ont pas été considérablement améliorés par ces prescriptions plus généreuses.

Nous avons ensuite pensé que la cause des échecs pouvait provenir du fait que les régimes n'étaient pas suffisamment équilibrés. Ce n'est plus le cas aujourd'hui où ils sont établis de manière quasi scientifique. Certains sont même conçus à l'aide de logiciels supposés éviter les moindres carences en vitamines ou en minéraux. Tous les régimes prescrits actuellement dans les services spécialisés le sont d'ailleurs sur la base d'une alimentation dite « équilibrée ». Tant et si bien qu'il n'existe plus de différence entre un régime amaigrissant et une alimentation équilibrée. C'est ainsi que les recommandations du Programme national nutrition santé (PNNS) pour la promotion d'une alimentation équilibrée et la prévention du surpoids[5] ne diffèrent plus des recommandations du traitement diététique du surpoids préconisées par les experts français de l'obésité[6]. Les différences ont à ce point disparu que beaucoup de professionnels de l'obésité ont préféré bannir de leur vocabulaire le terme de régime, trop négativement connoté, pour ne plus utiliser que celui d'alimentation équilibrée, psychologiquement plus acceptable. Le slogan de Weight Watchers n'est-il pas devenu « Arrêtez les régimes. Commencez Weight Watchers » ? Si bien qu'aujourd'hui on ne sait pas vraiment si les personnes qui veulent maigrir doivent manger équilibré ou si celles qui veulent manger équilibré doivent se mettre au régime !

Là encore, même si les effets sur la santé ont été bénéfiques, les résultats sur la perte de poids à long terme n'ont pas été considérablement améliorés par ces nouvelles précautions. Rappelons d'ailleurs que les études d'évaluation précédemment citées qui rapportent des taux d'échec de 90 % ont toutes été effectuées sur des patients qui avaient suivi un régime amaigrissant équilibré.

Bien évidemment, les nutritionnistes ont aussi envisagé que la cause des échecs pouvait être imputée à l'existence des interdits alimentaires. Il est vrai que, dans un passé encore très proche, bien des régimes étaient assortis de l'interdiction de consommer certains aliments ou certaines catégories entières d'aliments. Et il n'est pas rare de trouver encore aujourd'hui des prescriptions qui interdisent totalement la consommation d'aliments jugés trop gras ou trop sucrés. Les spécialistes du comportement alimentaire ont largement tiré la sonnette d'alarme et démontré qu'interdire certains aliments aboutissait essentiellement à leur consommation sur un mode compulsif, à l'abandon du régime et, dans le meilleur des cas, à une reprise du poids perdu. En toute rigueur, il faut reconnaître que les régimes modernes se sont grandement corrigés sur ce sujet. Tous les aliments y sont désormais autorisés. Ce qui ne signifie pas pour autant que les interdits aient par ailleurs disparu. Ils ont simplement changé de nature. Dorénavant, on peut tout manger, mais chaque catégorie d'aliments est contingentée. Les frites ou les pâtisseries sont autorisées, mais seulement une fois par semaine. Le chocolat, seulement deux carrés avec le café. Les féculents une ou deux fois par jour, les légumes cinq fois par jour, les laitages trois fois par jour… Les graisses et les produits sucrés, quant à eux, doivent être réduits, mais sans que l'on sache vraiment jusqu'à quel point. Comme si, quoi qu'il en soit, tout le monde en mangeait trop et que le mieux était forcément d'en manger moins.

Les régimes sont moins sévères, parfaitement équilibrés ou moins prohibitionnistes… mais cela ne change rien aux évaluations. En dépit de toutes ces améliorations, les résultats restent désespérément affligeants. La solution ne consiste donc pas à améliorer l'existant.

## Pourquoi les régimes ne font pas maigrir durablement

Pourquoi ces régimes qui, finalement, font tous maigrir dans un premier temps se soldent-ils, dans un second temps, presque toujours et au mieux par une reprise du poids perdu ?

Grâce à toutes les études d'évaluation dont nous disposons, il est facile de comprendre qu'ils ne constituent pas la bonne solution aux problèmes de surpoids. Ce seul constat ne permet cependant pas d'en comprendre la raison. Or, si nous ne comprenons pas nos échecs, le risque est grand de reproduire les mêmes erreurs sans en avoir conscience. Nous pourrions facilement préconiser de nouvelles pratiques qui perpétueraient sans que nous le sachions la cause de nos échecs.

Les raisons pour lesquelles les patients regrossissent après leur régime sont pour moi, depuis très longtemps, un sujet permanent d'interrogation. J'ai fait part de ces réflexions dans mes précédents ouvrages[7]. J'ai exploré différentes pistes, certaines sans issue ou insuffisantes, d'autres plus prometteuses. À côté de plusieurs hypothèses intéressantes, je retiendrai trois explications essentielles.

La première est l'incroyable erreur que nous avons commise en affirmant que la prise de poids était consécutive à une consommation excessive d'aliments gras ou sucrés, indépendamment de leur contenu en calories. De nombreux nutritionnistes ont trop vite déduit qu'ils pourraient prescrire des régimes fondés sur la diminution ou même la suppression des aliments gras et sucrés tout en préconisant la consommation à volonté des autres aliments. Nous savons aujourd'hui que toute calorie consommée en plus des besoins de l'organisme est susceptible d'entraîner une prise de poids si elle n'est pas ultérieurement compensée par une réduction calorique équivalente. Nous examinerons plus loin les conséquences épouvantables de cet énorme bug diététique que les spécialistes devront s'employer à rapidement corriger.

La deuxième est notre prétention à exiger de nos patients qu'ils maigrissent sans tenir compte des possibilités de leur physiologie. Il est très habituel que les médecins fixent eux-mêmes aux patients des objectifs pondéraux, en fonction de critères certes bien intentionnés, mais sans considérer la possibilité réelle de les maintenir dans le temps. Il n'est pas rare non plus que l'on demande au patient de choisir lui-même le poids qu'il souhaiterait atteindre, un peu comme s'il venait faire ses courses dans un supermarché des corps.

Or les connaissances nouvelles dans ce domaine nous font clairement comprendre que tout le monde ne peut pas maigrir. La difficulté à laquelle nous sommes actuellement confrontés consiste plutôt à déterminer parmi tous les candidats à l'amaigrissement ceux qui ont la capacité de maigrir. Nous verrons qu'il existe des moyens !

La troisième explication, peut-être la plus importante, réside dans le concept même de régime.

Pour comprendre ce qui empêche les régimes amaigrissants d'agir efficacement sur une longue durée, il faut, selon moi, revenir à ce qui permet de les caractériser. Il est vrai qu'aujourd'hui les nutritionnistes eux-mêmes peinent à préciser ce qui distingue un régime alimentaire d'une alimentation spontanée. Bien des professionnels de la nutrition se réfugient derrière l'alimentation équilibrée pour finalement prescrire des régimes qui ne disent plus leur nom. Mais qu'ils parlent de régimes amaigrissants ou d'équilibre alimentaire, on perçoit mal les différences entre leurs prescriptions d'hier et celles d'aujourd'hui. Il n'est donc pas inutile de préciser ce qui fait l'essence même du régime.

## Le contrôle mental est-il possible ?

Un régime ne se définit pas selon l'intensité de la restriction qu'il impose. On peut prescrire des régimes à 6 000 calories, et certains individus possédant de faibles besoins ont des apports caloriques qui ne dépassent pas les 1 400 calories sans pour autant suivre le moindre régime. Il ne peut pas davantage se définir par la présence ou l'absence d'interdits alimentaires. Car, comme nous l'avons dit, les régimes modernes n'en comportent plus. Le fait enfin qu'une alimentation adopte les règles de l'équilibre alimentaire n'exclut en rien qu'il puisse s'agir d'un régime. Le PNNS, avec ses neuf repères, constitue le modèle exemplaire du régime équilibré.

| Groupe d'aliments | Fréquence de consommation | Repères de consommation du PNNS |
|---|---|---|
| **Fruits et légumes** | Au moins 5 par jour | À chaque repas et en cas de petits creux. Crus, cuits, nature ou préparés. Frais, surgelés ou en conserve. |
| **Pains, céréales, pommes de terre et légumes secs** | À chaque repas et selon l'appétit | Favoriser les aliments céréaliers complets ou le pain bis. Privilégier la variété. |
| **Lait et produits laitiers (yaourts, fromages)** | 3 par jour | Privilégier la variété. Privilégier les fromages les plus riches en calcium, les moins gras et les moins salés. |
| **Viandes et volailles, produits de la pêche et œufs** | 1 à 2 fois par jour | En quantité inférieure à celle de l'accompagnement. Viandes : privilégier la variété des espèces et les morceaux les moins gras. Poissons : au moins 2 fois par semaine. |
| **Matières grasses ajoutées** | Limiter la consommation | Privilégier les matières grasses végétales (huile d'olive, de colza...). Favoriser la variété. Limiter les graisses d'origine animale (beurre, crème...). |

| Groupe d'aliments | Fréquence de consommation | Repères de consommation du PNNS |
|---|---|---|
| **Produits sucrés** | Limiter la consommation | Attention aux boissons sucrées. Attention aux aliments gras et sucrés à la fois (pâtisseries, crèmes dessert, chocolat, glaces...). |
| **Boissons** | De l'eau à volonté | Au cours et en dehors des repas. Limiter les boissons sucrées (privilégier les boissons light). Boissons alcoolisées : ne pas dépasser, par jour, 2 verres de vin (de 10 cl) pour les femmes et 3 pour les hommes. 2 verres de vin sont équivalents à 2 demis de bière ou 6 cl d'alcool fort. |
| **Sel** | Limiter la consommation | Préférer le sel iodé. Ne pas resaler avant de goûter. Réduire l'ajout de sel dans les eaux de cuisson. Limiter les fromages et les charcuteries les plus salés ou les produits apéritifs salés. |
| **Activité physique** | Au moins l'équivalent d'une demi-heure de marche rapide par jour | À intégrer dans la vie quotidienne (marcher, monter les escaliers, faire du vélo...). |

Source : INPES

Au bout du compte, le seul critère suffisamment spécifique serait de considérer le régime comme une alimentation essentiellement contrôlée par des indicateurs externes constitués par l'ensemble des règles alimentaires auxquelles se soumet le mangeur pour maîtriser son poids. Par opposition à une alimentation essentiellement contrôlée par des indicateurs internes, qui seraient les sensations et les émotions alimentaires.

C'est cette manière de « manger avec sa tête » en contrôlant mentalement son comportement alimentaire sans trop tenir compte de ses sensations alimentaires qui à mon sens représente la caractéristique la plus pertinente de tous les régimes.

Dès lors, mon hypothèse serait que l'on pourrait considérer l'échec des régimes sur le long terme comme celui du contrôle mental du comportement alimentaire. Ce type de contrôle serait possible sur une certaine période, plus ou moins longue selon les individus et les circonstances, mais nécessiterait la mobilisation d'une trop grande énergie mentale qui, à la longue, produirait un effet d'usure. Ce qui semble assez bien corroboré par l'évolution dans le temps des courbes de poids de nos patients et la façon dont ils commentent le vécu de leurs efforts. Car tous disent, dans un premier temps, qu'ils *tiennent* leur régime puis qu'ils finissent par *lâcher* ou par *craquer*.

Il n'est guère contestable que presque tous nos patients maigrissent quand ils suivent leur régime. Mais il ne l'est guère non plus que très peu d'entre eux parviennent à maintenir l'effort nécessaire dans la durée. Bien sûr, il serait facile de les accuser de manquer de volonté, je reviendrai plus loin sur ce mauvais procès qui leur est fait et qu'ils se font souvent à eux-mêmes. Nos patients, en effet, ont ceci de formidable que, lorsqu'ils regrossissent, ils s'en attribuent aussitôt la faute et ne remettent jamais en question la technique qu'ils ont utilisée ! Pourtant, rien ne prouve que ce contrôle mental que l'on exige d'eux soit réellement tenable sur une longue période.

Or c'est précisément cette conception de l'alimentation que nous proposent les nutritionnistes aujourd'hui. On trouvera par exemple dans *Le Guide de la santé en mangeant*, qui exprime officiellement la position des institutions de santé publique en matière de nutrition, cette invitation à « une réflexion sur la façon de manger qui sera par définition cognitive [et qui] fera appel aux connaissances scientifiques et à la raison[8] ».

Ainsi exprimée, on voit mal qui pourrait refuser de se rendre à une telle invitation. Il n'y a là, semble-t-il, que de bonnes intentions et des positions raisonnables. Nous savons aujourd'hui grâce à des milliers d'études où se trouvent les nutriments qui permettraient de prévenir l'ostéoporose, les cancers, les maladies cardio-vasculaires et le surpoids. Ne serions-nous pas irresponsables de ne pas en profiter ? Manger en se servant de sa tête pour en faire bénéficier sa ligne et sa santé : quoi de plus évident et de plus réjouissant !

Oui, peut-être. Mais ne devrions-nous pas avant toute chose nous interroger : est-il possible de manger de cette manière, en contrôlant mentalement notre comportement alimentaire ? Voilà la question à laquelle ce livre entend répondre. Pour cela, il faut comprendre la façon dont le comportement alimentaire est normalement contrôlé. Nous exigeons de millions de personnes qu'elles se mettent au régime ou surveillent leur alimentation en exerçant un contrôle mental sur leur façon de manger. La plupart n'y parvient pas et interprète cette situation comme un échec personnel. Nous ne pouvons continuer à douter de leur bonne volonté et à persévérer dans nos injonctions. Nous devons plutôt nous demander si ce que nous leur demandons est bien réalisable.

CHAPITRE 2

# Comment le comportement alimentaire est-il contrôlé ?

L'idée que les organismes vivants sont soumis à une régulation n'est pas récente. On la trouve déjà chez Spinoza, au XVIIe siècle. C'est le célèbre *conatus* en vertu duquel « toute chose, selon sa puissance d'agir, s'efforce de persévérer dans son être[1] ». Plus tard, elle a été développée par Claude Bernard (1813-1878), qui a décrit les mécanismes par lesquels le vivant parvenait à assurer la stabilité indispensable à sa survie. Il a ainsi introduit le concept de milieu intérieur. Pour se maintenir en vie, les cellules de tous les organismes vivants ont besoin d'eau. Pour cela, elles s'immergent dans un fluide vital, le liquide extra-cellulaire ou milieu intérieur, dont la composition reste la plus constante possible afin de leur apporter en permanence les substances nutritives nécessaires à leur survie. Et grâce à ses expériences sur le foie et la glycémie, il a mis en évidence les moyens par lesquels l'organisme parvenait à assurer la stabilité de ses constantes physiques et chimiques.

En 1929, ces notions ont été complétées par le physiologiste américain Walter Bradford Cannon, qui a développé le concept d'homéostasie (*homoeo* : semblable et *stasis* : stable), qu'il a défini comme la tendance d'un organisme à maintenir ou à rétablir ses constantes physiologiques malgré les perturbations de son environnement. Plus près de nous, le physiologiste français Jean-Didier Vincent a précisé qu'en réalité, l'organisme ne maintenait pas ses constantes à un niveau fixe et rigide, mais qu'il les faisait plutôt osciller autour d'une valeur centrale. Ce qui l'a conduit à avancer l'idée d'un état central fluctuant[2]. Plus récemment encore, le neurologue américain Antonio Damasio[3] a souligné le caractère automatique et inconscient de ces mécanismes. Nous avons bien évidemment conscience de chercher notre nourriture, mais les mécanismes qui déterminent nos besoins et nous poussent à agir nous sont, quant à eux, largement inconscients.

Au fil de leurs recherches, les scientifiques en sont ainsi venus à identifier un certain nombre de grandeurs physiques ou chimiques qui faisaient effectivement l'objet d'une régulation. Certaines sont bien connues : la température corporelle, qui se maintient autour de 37 °C, ou encore les pressions artérielles diastolique et systolique, qui se maintiennent respectivement autour de 70 et 120 mm HG. Et d'autres aussi, que chacun peut lire lorsqu'il examine ses analyses de sang : le glucose, le sodium, le fer, le calcium, etc.

Surtout, ils ont découvert que la masse grasse, certaines vitamines et certains minéraux faisaient eux aussi l'objet d'une régulation. Ces substances sont constamment consommées par l'organisme pour satisfaire ses besoins énergétiques et nutritionnels journaliers. Toutefois, leurs réserves dans le corps ou leur concentration dans le sang demeurent en quantité constante. C'est donc que l'individu, en puisant dans son alimentation, réussit à reconstituer ses réserves pratiquement à l'identique. Il possède donc un système capable de lui adresser des informations afin qu'il adapte son comportement alimentaire à ses besoins. Un contrôle, inconscient du mangeur, s'exerce sur le comportement alimentaire. C'est précisément ce mécanisme que je voudrais vous présenter succinctement dans ce chapitre. Vous comprendrez ainsi mieux d'où peuvent venir d'éventuels dérèglements et surtout ce sur quoi on peut ou on ne peut pas agir.

## Comment nos besoins contrôlent-ils notre comportement alimentaire ?

La relative stabilité du poids corporel et plus précisément de la masse grasse au cours de la vie est une source permanente d'émerveillement. Pour nous former une idée de cet exploit de la nature, nous pouvons placer deux faits en parallèle. Le premier est qu'un individu absorbe environ 60 tonnes de nourriture tout au long de sa vie. Le second est qu'entre l'âge de 20 ans et celui de 60, le poids d'une femme n'augmente en moyenne que de 8 kilos et celui d'un homme de seulement 12 kilos. Ce qui correspond à une augmentation du poids d'environ 250 grammes par an. Voilà qui montre bien l'extraordinaire efficacité de nos mécanismes de régulation[4].

Insistons bien sur la précision de notre balance énergétique : la répétition quotidienne et non compensée d'une minuscule erreur de 1 % dans nos apports alimentaires, l'équivalent d'un sucre dans une tasse à café ou d'un demi-yaourt à 0 %, entraîne une prise de poids de 1 kilo par an. Soit une cinquantaine de kilos entre le début et la fin de l'âge adulte. Ce qui bien heureusement ne survient pas pour la majorité d'entre nous.

Chaque jour, pour maintenir sa masse grasse, le mangeur remplace son énergie dépensée par une énergie nouvelle qu'il puise dans sa nourriture. Cette opération s'effectue naturellement, sans l'intervention de sa conscience. Sans qu'il soit besoin de tenir une comptabilité quotidienne des dépenses et des recettes. En fait, l'individu possède la faculté innée d'ajuster ses apports alimentaires aux dépenses d'énergie de son organisme afin de maintenir la stabilité de sa masse grasse. Globalement, sur une période de quelques jours ou de quelques semaines, il mange ce qu'il dépense.

D'autres arguments viennent encore renforcer l'idée que la masse grasse fait l'objet d'une régulation physiologique. Par exemple, lorsqu'on fait grossir[5] ou maigrir expérimentalement un groupe de personnes, on observe que la plupart reviennent progressivement et spontanément à leur poids antérieur. Un peu comme le constatent ceux ou celles qui reprennent chaque fois le poids qu'ils ont perdu après un régime. Mais plus convaincantes encore sont les expériences dans lesquelles on manipule l'alimentation des sujets.

Henri Lestradet[6], diabétologue réputé pour ses travaux sur les enfants, avait à ce titre tenté une expérience fort édifiante. Il avait comparé le développement staturo-pondéral de deux groupes de nourrissons nourris l'un avec un lait riche en calories, l'autre avec un lait pauvre en calories. Après quelques mois, il avait observé que les nourrissons nourris avec le lait pauvre en calories avaient spontanément augmenté leur consommation de lait et maintenu des apports suffisants à leur croissance. En somme, ils n'avaient pas été dupes de la supercherie et avaient compensé la faible densité par une plus forte quantité. Chose remarquable, dans les deux groupes, les nourrissons avaient grandi et grossi de manière tout à fait comparable. Ainsi, même avec des nourritures différentes, tous les enfants avaient développé la quantité de masse grasse prévisible pour leur âge. Les enfants nourris avec le lait pauvre en calories avaient donc modifié leur comportement alimentaire pour satisfaire leurs besoins. Nous disposions donc d'une preuve évidente d'un comportement alimentaire contrôlé par un besoin.

D'ores et déjà, nous pouvons en tirer deux conclusions. En premier lieu, *l'existence d'une régulation suppose celle d'une valeur autour de laquelle se maintient la masse grasse.* Cette valeur particulière vers laquelle nous sommes en permanence attirés a été désignée par le terme de *valeur de consigne.* Les scientifiques ont ainsi voulu exprimer l'idée que l'organisme devait obéir à la consigne de se maintenir autant qu'il le pouvait autour de cette valeur. Son existence nous amène à nous interroger sur la façon dont elle est déterminée et la manière dont on peut la mesurer.

En second lieu, *un besoin peut se définir comme l'écart entre la valeur de consigne d'une grandeur biologique et sa valeur réelle dans l'organisme.* Ainsi, lorsque la concentration dans le sang d'un nutriment s'écarte de sa valeur de consigne, l'intervalle entre ces deux valeurs détermine un besoin qui déclenche une série de processus chimiques et comportementaux aboutissant à réduire cet écart et à ramener la concentration de ce nutriment au niveau fixé par l'organisme[7].

S'il est une fonction qui permet à l'individu de persévérer dans son être, c'est bien celle de se nourrir. C'est parce que nous mangeons que nous pouvons chaque jour reconstituer les stocks d'énergie et de nutriments que notre corps a quotidiennement utilisés pour assurer sa survie. On conçoit intuitivement que notre manière de manger ne puisse être complètement indépendante de nos besoins. Mais comment notre organisme parvient-il à influencer notre comportement alimentaire afin qu'il se mette au service de nos besoins et ne s'égare pas dans des conduites anarchiques sans rapport avec les nécessités de sa survie ? Comment notre comportement alimentaire est-il contrôlé pour assurer la constance des différents paramètres qui caractérisent la stabilité du milieu intérieur chère à Claude Bernard ? Surtout, quels différents besoins le comportement alimentaire doit-il satisfaire ? Et comment en sommes-nous informés ? Il paraît essentiel de ne pas réduire ce questionnement à la seule dimension de nos besoins énergétiques et nutritionnels sous peine de passer à côté de toute la complexité du comportement alimentaire, dont on sait qu'il est aussi impliqué dans notre équilibre émotionnel et dans nos relations aux autres mangeurs. Il faudra notamment s'interroger sur les interactions entre ces différents besoins, qui semblent parfois entrer en compétition et se disputer le contrôle du comportement alimentaire. Comme si, à certains moments, la satisfaction d'un besoin particulier pouvait devenir prioritaire même au détriment de tous les autres.

Quoi qu'il en soit, on devine que le contrôle du comportement alimentaire par une grandeur régulée suppose une machinerie d'une redoutable complexité. Même les chercheurs avertis peinent à s'y retrouver. De plus, la science du comportement alimentaire est extrêmement mouvante. C'est pourquoi il m'a semblé utile de me tourner vers la cybernétique. Comment, en effet, répondre à la question du contrôle du comportement alimentaire sinon en faisant appel à la science du contrôle et de l'information ?

## La cybernétique au secours du mangeur

Comment l'organisme informe-t-il le mangeur de ses besoins pour l'amener à y répondre adéquatement ? On devine que, au minimum, cela suppose l'existence de dispositifs de détection desdits besoins, puis les moyens d'acheminer cette information et de la rendre compréhensible pour aboutir à un comportement alimentaire adapté. C'est là qu'intervient l'homéostasie[8].

La stabilité du milieu intérieur dépend en définitive de celle des différents paramètres physiques et chimiques qui le composent. Les systèmes qui assurent cette stabilité sont appelés des *homéostats*. On distingue, par exemple, le thermostat pour la température, le glucostat pour la glycémie, le barostat pour la pression artérielle ou encore l'adipostat pour la masse grasse. Ces homéostats ont la charge de maintenir les grandeurs biologiques autour de leur valeur de consigne afin d'assurer la survie de l'organisme. Ainsi, quand la calcémie s'écarte de sa valeur fixée vers le haut (hypercalcémie) ou vers le bas (hypocalcémie), elle met en danger la santé de l'individu. De même, l'hypothermie ou l'hyperthermie représente un danger. Ou encore l'hypertension ou l'hypotension. Chaque fois que l'organisme s'écarte de ces valeurs définies, un besoin apparaît et les systèmes régulateurs se mettent au travail pour le faire disparaître.

On distingue dans l'organisme deux types de systèmes régulateurs selon qu'ils corrigent ou au contraire amplifient les variations de la grandeur réglée.

### ➤ *Plus je mange, moins j'ai envie de manger*

Les régulateurs en constance exercent un rétrocontrôle négatif en corrigeant les variations du système pour le ramener à sa valeur de consigne. Ainsi, en cas de jeûne prolongé, qui entraînerait une hypoglycémie, ou de prises alimentaires qui susciteraient à l'inverse une hyperglycémie, le système réagit aussitôt par une production d'hormones qui ramène la glycémie à sa valeur fixée, laquelle se situe autour de 1 gramme par litre.

C'est ce type de régulateur qui assure le maintien de la masse grasse et le renouvellement des dépenses énergétiques quotidiennes.

Rapportés au comportement alimentaire, ces régulateurs s'expriment par la boucle suivante de rétrocontrôle : « Plus je mange, moins j'ai envie de manger. » Dans ce cas, l'envie de satisfaire le besoin décroît logiquement au fur et à mesure que le besoin diminue.

### ➤ *Plus je mange, plus j'ai envie de manger*

Ce type de régulateurs est beaucoup plus rare dans l'organisme. Ils exercent un rétrocontrôle positif qui accentue le déséquilibre du système et l'éloigne davantage de sa valeur de consigne. Un tel système, à terme, aboutit le plus souvent à une impasse, soit en augmentant jusqu'à sa destruction, soit en diminuant jusqu'à son blocage complet. Un bon exemple de ces systèmes nous est fourni par le réchauffement climatique consécutif à l'effet de serre. Plus la température augmente, plus les individus cherchent à refroidir leur environnement en s'équipant de climatiseurs. Plus le nombre de climatiseurs augmente, plus l'émission de gaz à effet de serre augmente et contribue au réchauffement climatique. Plus la température augmente...

Rapportés au comportement alimentaire, ces régulateurs s'expriment cette fois par la boucle suivante de rétrocontrôle illustrée par Lucie, professeur de français. Après avoir égaré les copies de ses élèves, elle s'installe devant une boîte de riz soufflé au chocolat et s'exclame : « Je n'ai pas faim, je suis énervée. J'ai beaucoup de mal à m'arrêter. Plus je mange, plus j'ai envie de manger. » À l'inverse de la situation précédente, le système réagit en augmentant l'écart entre la valeur biologique mesurée et sa valeur de consigne. Le besoin ne fait qu'augmenter.

L'envie de manger est découplée du besoin énergétique et s'associe à une disparition des mécanismes du rassasiement. C'est probablement ce type de régulation qui permet d'expliquer l'amplification des consommations d'aliments lors des compulsions alimentaires.

## Besoins énergétiques et sensations alimentaires

Pour assurer la satisfaction de ses besoins énergétiques, le mangeur doit recevoir de son organisme des informations qui le renseignent sur l'état de ses besoins. Ce sont ses sensations alimentaires qui exprimeront l'apparition, la diminution et la disparition du besoin en prenant respectivement l'allure de la faim, du rassasiement et de la satiété. Ces sensations sont essentiellement perçues par le mangeur sous la forme de signaux corporels. Elles lui permettent de consommer la quantité de calories correspondant à son besoin énergétique.

Nous mangeons avec insouciance sans compter nos calories. Et, ô miracle, il se trouve que cela correspond exactement au nombre de calories que nous avons dépensées. Grâce à cela, nos réserves énergétiques restent remarquablement stables. Comment ne pas s'émerveiller d'un tel prodige de la nature ?

Cela suppose l'existence de structures qui permettent de refléter la quantité de la masse grasse, de transporter l'information jusqu'au cerveau où elle est évaluée, puis codée de façon à orienter comme il convient les décisions du mangeur et son comportement alimentaire. Ce dernier constitue le véritable effecteur de la régulation énergétique.

Longtemps, les physiologistes ont cherché la molécule qui pouvait jouer le rôle de messager entre la masse grasse et le système nerveux. Faute de mieux et en attendant de la trouver, ils lui ont donné le nom de *facteur circulant*. Il fallait bien en effet qu'une substance existe pour informer notre cerveau des variations de nos réserves énergétiques. Nous savons aujourd'hui que la leptine, dont la sécrétion par les adipocytes est proportionnelle à la taille de ceux-ci, peut assurer cette fonction[9]. C'est donc en se fixant sur les capteurs de l'hypothalamus qu'elle informe le système nerveux central des variations de volumes des adipocytes.

À ce stade, l'hypothalamus est informé de l'état des réserves de l'organisme. Mais pas encore le mangeur. C'est là, à mon sens, que la nature a fait preuve d'une géniale inventivité. Aucun d'entre nous n'est en mesure de dire à quel niveau se situent ses réserves énergétiques ou sa concentration de leptine. Il faut donc que cette information inutilisable soit convertie en donnée compréhensible permettant au mangeur d'ajuster son comportement alimentaire à ses dépenses.

C'est précisément au niveau de l'hypothalamus que s'effectue ce formidable tour de magie : les informations purement biologiques y changent de contenu pour se transformer en informations sensorielles. Voilà comment surviennent la faim et la satiété. Les sensations alimentaires sont le moyen sélectionné par des millions d'années d'évolution pour informer le mangeur de ce qui se passe dans son corps. C'est grâce à la conversion des informations au niveau de l'hypothalamus que nous pouvons dire : « J'ai très faim, je vais aller manger » et non : « Ma leptine est basse, je dois remplir mes adipocytes. »

Ainsi, à long terme, ce sont les variations de la leptine, fidèle reflet de nos réserves énergétiques, qui modulent l'intensité de nos sensations de faim[10] afin que nos prises alimentaires assurent la stabilité de notre masse grasse[11]. Dans certaines situations extrêmes, les sensations de faim peuvent aller jusqu'à disparaître chez les personnes très au-dessus de leur valeur de consigne, comme on le voit parfois dans certaines obésités massives. Bref, nous obtenons un modèle classique d'homéostat ou de régulateur en constance dont le seul but sera de maintenir la stabilité de la masse adipeuse. Les chercheurs lui ont donné le nom d'adipostat.

Pour compléter ce que nous savons de l'action de la leptine, il faut ajouter que celle-ci dispose d'un autre levier d'action pour préserver la stabilité de la masse grasse. Il consiste cette fois à moduler les dépenses énergétiques. Ainsi, en cas d'augmentation des apports alimentaires, l'organisme peut s'adapter en augmentant ses dépenses énergétiques afin d'empêcher l'augmentation de la masse grasse. Inversement en cas de diminution des apports alimentaires. Ce mécanisme moins performant et probablement plus marginal explique que, parfois, certaines personnes peuvent réduire leurs apports alimentaires et ne pas perdre de poids.

## Et l'activité physique, dans tout ça ?

Lorsqu'un individu correctement régulé augmente son activité physique et puise dans sa masse grasse pour répondre à une plus grande demande énergétique, il diminue d'autant sa sécrétion de leptine. Ce qui augmente ses sensations de faim et le conduit à s'alimenter davantage pour maintenir quoi qu'il arrive et dans la mesure du possible la stabilité de sa masse grasse. À l'inverse, les sensations de faim diminuent quand l'activité physique se réduit.

Sauf à avoir une activité physique importante et régulière, il est inutile d'espérer maigrir très sensiblement par ce moyen. En revanche, nous verrons qu'il peut en être autrement chez les personnes présentant des troubles de la régulation.

À titre personnel, j'ai pu en faire l'expérience lors d'un voyage mémorable aux Antilles. Nous étions partis pour un séjour sportif faire du surf près des plages de Saint-François. Il se trouve que là-bas les vagues déferlent assez loin du rivage. Il faut nager avec sa planche plusieurs centaines de mètres avant de les rencontrer. Après plusieurs heures dans l'eau, dont nous sortions lessivés, nous allions ensuite nous restaurer et ingurgiter un repas qui nous semblait bien gagné. J'étais chaque jour stupéfait par la quantité de nourriture qu'il me fallait engloutir pour calmer ma faim. Je me servais des portions gargantuesques, bien supérieures à celles dont j'avais l'habitude et parfois j'éprouvais le besoin d'encore me resservir. Mon corps me réclamait tout le carburant que je lui avais pris et m'obligeait à manger avec un appétit d'ogre. Tout simplement pour maintenir la stabilité de ma masse grasse qui avait été soumise à rude épreuve. Au retour, j'avais conservé le même poids qu'avant mon départ.

## À quoi servent les sensations ?

Sans nos sensations alimentaires, nous serions bien incapables d'assurer notre équilibre énergétique. Ce qui nous les rend totalement indispensables. Chacune d'elles se caractérise par des sensations corporelles spécifiques et peut se définir comme un changement d'état de notre corps. Si nous savons que nous avons faim c'est que notre corps nous le fait savoir. Comme il nous fait savoir que nous sommes rassasiés.

Si les variations de nos constantes biologiques déterminent nos besoins, c'est la conversion de cette information biologique en sensations corporelles spécifiques et notre capacité à l'interpréter ensuite comme une sensation de faim qui nous font prendre conscience de notre déficit énergétique. C'est pourquoi nous devons essentiellement envisager les sensations alimentaires comme des informations, des messages corporels, qui parviennent à notre cerveau et nous conduisent à adopter le comportement alimentaire le plus approprié à la satisfaction de nos besoins. À ce titre, nos sensations sont irremplaçables. Nous ne disposons pas d'un meilleur moyen d'accéder à la connaissance de nos besoins personnels. Au point que pour un mangeur en bonne santé, il n'existe aucune différence entre ses besoins énergétiques et ses sensations de faim.

Il est évidemment tentant d'élargir ces observations à d'autres sensations que les sensations alimentaires. Nous éprouvons en effet d'autres sensations corporelles qui nous informent de nos autres besoins : la soif nous fait savoir que nous sommes déshydratés, la fatigue que nous avons besoin de repos, nos appétits spécifiques que nous manquons de certains nutriments, nos sensations de chaud ou de froid nous informent sur la nécessité de maintenir la température interne de notre corps...

Ainsi, c'est l'ensemble de nos sensations corporelles que nous devons comprendre comme des informations indispensables à notre survie ou à notre bien-être en ce sens qu'elles contribuent à notre homéostasie.

Le fait que toutes ces informations vitales passent par le corps leur confère un caractère absolument universel. Car non seulement tous les êtres humains, quel que soit leur âge ou leur sexe, sont informés de leurs besoins par ce système sensoriel, mais également tous les autres êtres vivants. Ce système, bien plus ancien que l'apparition d'*Homo sapiens sapiens* et que l'apparition de la pensée, permettait déjà aux premiers êtres vivants de se nourrir même en l'absence des conseils de leur nutritionniste.

Nous devons donc admettre qu'il n'est nul besoin d'être doté d'une quelconque pensée pour disposer de la capacité de répondre adéquatement à ses besoins les plus vitaux. C'est le propre de tous les êtres vivants, même les plus simples. Et c'est précisément ce qui rend un contrôle « mental » du comportement alimentaire si problématique. Nous y reviendrons.

## L'invention de la soif[12]

Comment la soif est-elle apparue au cours de l'évolution ? Lorsque les premiers organismes aquatiques qui ne craignaient guère la déshydratation se risquèrent à gagner la terre ferme, explique Derek Denton, il a bien fallu que la nature invente le moyen de rappeler à ces êtres vivants aventureux l'impérieuse nécessité de boire pour se réhydrater.
« Au fur et à mesure de l'évolution de la vie animale et avec la migration des amphibiens et des reptiles qui quittèrent les marais pour la terre ferme, [...] les nouveaux dangers liés à l'environnement devinrent la pénurie d'eau et souvent l'insuffisance de sel. [...] Deux chefs-d'œuvre de l'"invention" évolutive apparurent donc avec la colonisation de la

terre ferme. [...] Tout d'abord il y eut le développement de la soif, une organisation neuronale qui engendre une émotion primordiale à l'origine d'une intention, celle de rechercher de l'eau. [...] Et parallèlement à l'évolution d'un rein capable de retenir le sodium se sont développés des mécanismes cérébraux qui ont engendré la faim de sel lorsque l'organisme en manquait. »

## À table ! C'est l'heure

Le système que nous avons décrit explique comment la masse grasse est régulée à long terme en modulant les sensations alimentaires. Mais le rythme de cette régulation s'étend sur plusieurs semaines à plusieurs mois. Il se révèle donc insuffisant pour assurer le contrôle des prises alimentaires au jour le jour, et moins encore au sein d'un même repas. En particulier, il n'explique pas comment fonctionnent les processus de déclenchement et d'arrêt des repas, et moins encore les processus qui déterminent nos choix alimentaires. Il est donc nécessaire, parallèlement à ce contrôle à long terme, d'en disposer aussi d'un à court terme. Ces systèmes s'appuient essentiellement sur des mécanismes sensoriels dont la particularité est d'être très dépendants de nos émotions. On peut donc les qualifier de processus psychosensoriels. Pour mieux comprendre comment s'effectue un repas, suivons pas à pas son déroulement.

### ➤ *La faim*

C'est la faim qui constitue habituellement le signal de début du repas. Elle se manifeste par des signes physiques prenant naissance dans le corps, que le mangeur ressent et dont il prend conscience. Il est bon de rappeler que la faim n'est pas une idée ; elle ne naît pas dans la tête. Ses manifestations diffèrent d'un mangeur à l'autre, mais elles sont relativement constantes chez la même personne. On évoque bien souvent des sensations très localisées situées au niveau de l'estomac, comme un creux, dit-on souvent. En l'absence de nourriture, cette sensation s'atténue et peut même disparaître. Elle réapparaît cependant après un court délai avec davantage d'intensité, provoquant alors une sensation plus désagréable de crampe à l'estomac ou d'intestin qui gargouille. Si l'on s'abstient toujours de manger, l'ensemble des signes locaux peut encore disparaître. Dès lors, la faim réapparaît avec un visage différent. Il s'agit de signes généraux comme de la fatigue, des maux de tête, des vertiges, les jambes qui flageolent... Il peut parfois s'agir de signaux plus discrets : sensation de faiblesse, troubles de l'attention, chute de la concentration, irritabilité, etc.

La faim est donc un état du corps qui se manifeste généralement par une sensation désagréable, évoluant de la simple gêne à un réel inconfort. Elle exprime un besoin qui fait naître chez nous un état de motivation interne. Celui-ci nous incite à rechercher de la nourriture afin de faire disparaître ce besoin. La conscience de notre faim provoque chez nous l'envie de manger. Ce n'est donc pas la faim qui nous incite à manger, mais la conscience de notre faim. C'est précisément la conscience d'un besoin que l'on appelle l'appétit.

On peut donc définir la faim comme un état du corps qui témoigne d'un besoin d'énergie et qui entraîne un état de motivation interne, dont la prise de conscience, l'appétit ou l'envie de manger, participe à la décision de manger. C'est donc la détection d'un besoin qui se trouve à l'origine du désir.

### ➤ *Le rassasiement*

On définit habituellement le rassasiement par l'ensemble des mécanismes physiologiques qui mettent un terme à l'ingestion quand le mangeur a absorbé la quantité de calories nécessaire et suffisante pour maintenir sa balance énergétique. Cette définition n'inclut pas la satisfaction des besoins spécifiques en micronutriments. Elle laisse également de côté la notion de motivation. Notamment, le rassasiement est habituellement décrit comme la diminution du besoin énergétique et non pas de la motivation à manger.

C'est bien de commencer un repas, encore faut-il pouvoir l'arrêter. Les processus qui nous en rendent capables constituent le rassasiement. Ils regroupent plusieurs dispositifs, d'origine sensorielle et mécanique, dont la particularité est d'être très influencés par les facteurs psychologiques, bien plus encore que les mécanismes qui déclenchent la faim. Ils sont étonnamment performants, mais également très fragiles.

La particularité et le grand intérêt de ces mécanismes sont d'être indépendants de la composition nutritionnelle des aliments. Sur une durée suffisante, ils permettent au mangeur d'ajuster sa consommation à ses besoins énergétiques, quelle que soit la nature de ses aliments. Il sera donc plus vite rassasié avec des aliments riches en calories ou devra manger de plus grandes quantités d'aliments pauvres en calories. Ou bien encore après un repas insuffisant ou trop copieux, ces mécanismes permettront au mangeur de réduire la taille du ou des repas suivants de manière à rééquilibrer ses réserves énergétiques. Il est bien entendu que ces processus de compensation opèrent à l'insu de la conscience. Le mangeur constate qu'il augmente ou réduit ses apports, mais ignore tout des calculs effectués par son cerveau pour ajuster les consommations ultérieures.

### ➤ *La satiété*

L'absence de l'état de faim est l'état de satiété. Il se définit comme un état de non-faim. D'un point de vue strictement physiologique, il n'est donc pas possible d'être en même temps dans les deux états. La faim et la satiété sont un peu comme le jour et la nuit ; ils ne se rencontrent pas. Il s'agit de deux concepts antonymes. En revanche, la disparition de la faim ne fait pas obligatoirement disparaître la motivation à manger. Mes patients, quant à eux, prétendent souvent qu'ils n'ont plus faim mais qu'ils ne se sentent toujours pas rassasiés.

C'est l'alternance de la faim et de la satiété qui détermine théoriquement la fréquence des repas. Toutefois, les mangeurs régulés et socialisés savent faire coïncider leur faim avec les horaires habituels des repas.

## Les trois stades du besoin

Pour être compréhensible, et afin d'y répondre comme il se doit, chaque besoin doit impérativement se manifester par des sensations qui expriment avec suffisamment de clarté et de spécificité son apparition, sa diminution puis sa disparition.

Le besoin énergétique et sa régulation ont été les plus étudiés par les physiologistes. Ils se sont entendus pour désigner ces trois stades du besoin par un vocabulaire précis qui fait maintenant l'objet d'un consensus : la faim, le rassasiement et la satiété. Si la faim et la satiété semblent bien exprimer l'apparition et la disparition du besoin énergétique et présentent somme toute peu d'ambiguïté, le terme de rassasiement semble quant à lui entraîner plus de confusion. Il traduit très mal ce qu'expriment les personnes qui disent qu'elles n'ont plus faim, mais qu'elles ne se sentent pas pour autant rassasiées. La satiété est bien là, mais le rassasiement n'est pas ressenti, au sens où l'envie de manger se manifeste encore.

C'est pourquoi, plutôt que le terme de rassasiement qui convient mieux pour exprimer la diminution de la motivation à manger, je préfère un terme plus descriptif, sujet à moins d'interprétations et de supputations, et qui serait le soulagement. Car la sensation de faim est une sensation nociceptive. Comme toutes les douleurs, son intensité varie et sa diminution est vécue comme un soulagement, source de plaisir. En somme, ici, le plaisir consiste à faire disparaître un déplaisir.

Le soulagement exprime bien ce processus dynamique qui permet de passer de l'état de faim à l'état de non-faim.

## Besoins nutritionnels et émotions alimentaires

La satisfaction des besoins nutritionnels nécessite également de la part de l'organisme l'émission d'informations qui nous renseignent spécifiquement sur ce type de besoins. Ce sont des émotions alimentaires qui exprimeront l'apparition, la diminution et la disparition du besoin. Elles permettent au mangeur de rechercher dans sa nourriture les nutriments qui lui font défaut.

Nos besoins énergétiques ne constituent pas nos seuls besoins alimentaires. Pour survivre, il nous faut du carburant. Mais nous avons également des besoins plus spécifiques qui résultent du remaniement permanent de nos tissus et de leur bon fonctionnement. Tout cela suppose des apports réguliers en nutriments et micronutriments qui compensent l'utilisation constante qu'en fait notre corps pour assurer ses processus chimiques. Naturellement, le mangeur n'a aucunement conscience de ces besoins particuliers et l'on se demande par quels stratagèmes la nature a prévu de pourvoir à cette nécessité. Comment détecte-t-il son besoin et en prendra-t-il conscience ? Comment sait-il dans quels aliments se trouvent les substances qui lui font défaut ? Et comment connaît-il la quantité qu'il lui faut consommer pour se maintenir en vie ?

Ainsi, quand l'organisme manque de calcium, faudra-t-il que le besoin soit détecté et transmis au cerveau, que le mangeur sache que le calcium se trouve dans le fromage, qu'il soit capable de reconnaître un fromage et qu'il sache quelle quantité de fromage il devra consommer pour apaiser ce besoin.

La réponse de l'évolution à ces questions fait intervenir les *appétits spécifiques*, le *goût* et le *rassasiement sensoriel spécifique.* De quoi s'agit-il ?

### ➤ *Les appétits spécifiques*

Le terme d'appétit spécifique, proposé par Richter en 1936, sert à désigner la forte motivation d'un sujet carencé à consommer un nutriment particulier (acides aminés, vitamines, sels minéraux) qui lui fait défaut et dont l'ingestion procurera un vif plaisir sensoriel tout en favorisant le rétablissement de son homéostasie nutritionnelle[13].

Cette compétence nous permet d'aller chercher dans les aliments sans en avoir conscience les nutriments dont nous avons besoin. Contrairement à la faim, les appétits spécifiques ne se traduisent pas par des signaux corporels, mais seulement par une forte envie de manger un aliment particulier. On sait aujourd'hui que cela correspond à une activation des aires émotionnelles du cerveau. Cette motivation particulière à manger un aliment ou un type d'aliments très précis serait donc déclenchée par une émotion inconsciente. Nous n'en devinons la présence que par l'anticipation du plaisir que nous percevons à l'idée de manger certains aliments. Ainsi, quand l'organisme détecte le besoin d'un acide aminé essentiel, le mangeur se délecte d'avance à l'idée de manger une belle entrecôte alors qu'il resterait peut-être de marbre à l'idée de manger un gratin de légumes ou de remanger le même plat qu'à son repas précédent. C'est tout simplement qu'il « sait » que le gratin de légumes ne contient pas l'acide aminé convoité ou que les aliments du repas précédent ont apporté des nutriments et comblé des besoins qui n'ont plus de raison de s'exprimer. En revanche, de nouveaux besoins non pris en compte par ce dernier repas nécessitent maintenant d'être satisfaits.

**Faim, appétit et envie**

Les envies ne semblent pas avoir la même signification en présence ou en absence de la faim. Quand nous avons faim, nos envies d'un jour à l'autre sont à la fois nombreuses et variées. Elles portent sur toutes sortes d'aliments : nous aurons des envies de viandes, de pâtes, de potages, de fruits, de gâteaux, de fromage… En revanche, en absence de la faim, notamment quand la motivation à manger est provoquée par une émotion, les envies portent bien souvent toujours sur le même type d'aliments, sucré ou salé, selon les goûts du mangeur. Il semble donc que les appétits spécifiques n'apparaissent qu'en présence de la faim, pour exprimer l'existence de besoins nutritionnels. En l'absence de la faim, les envies prennent un autre sens et correspondent davantage à des besoins psychologiques.

### ➤ *Le goût*

Contrairement aux apparences, le goût ne sert pas à se faire plaisir, mais plus prosaïquement à savoir où se trouvent les nutriments dont nous avons besoin. Nous n'aimons pas les aliments qui ont bon goût mais nous trouvons bon goût aux aliments dont nous avons besoin. La nature est bien faite, elle nous laisse croire que nous mangeons par plaisir ce que la nécessité nous dicte. Pauvre de nous qui sommes convaincus d'avoir un palais si raffiné. Nous verrons même plus loin comment notre goût est aussi influencé par ce que nous pensons des aliments.

Sans le goût nous ne saurions tout simplement pas nous nourrir. Nous serions ignorants d'où se trouvent les nutriments vitaux qui nous font défaut. L'organisme, grâce à ses capteurs sensoriels, identifie les aliments en fonction de leurs qualités organoleptiques, disons leur goût pour rester simple. Ce goût composé d'odeurs, de saveurs, de textures, de température, de sons... devient ensuite la carte d'identité de l'aliment et constitue son *image sensorielle*. Celle-ci, après quelques consommations répétées, est progressivement associée à la composition exacte de l'aliment en macro- et micronutriments et aux effets que ceux-ci produisent sur notre organisme, définissant ainsi son *image métabolique*. Ainsi, par la suite, dès l'aliment reconnu, le cerveau sait aussitôt ce que celui-ci contient. Une association automatique se crée entre le goût de l'aliment et les effets métaboliques liés à sa composition en lipides, glucides, protéines, fibres, minéraux et vitamines. Plus tard, nous agirons comme si nous savions que le calcium avait le goût de fromage ou la vitamine C le goût de jus d'orange.

Ce mécanisme fait appel à nos capacités d'apprentissage. Cette capacité à apprendre est innée, mais l'enregistrement des données est acquis et résulte de toutes nos expériences alimentaires. Nous ne savons pas, dès notre naissance, ce que contiennent les aliments ni les effets qu'ils produiront sur notre état interne. Nous devons les expérimenter. Ces informations sont ensuite classées dans une sorte de gigantesque table de composition des aliments, quotidiennement remise à jour au fil de chaque nouvelle expérience[14]. On comprend donc que ce dispositif ne peut agir pour des aliments inconnus. Il faut, pour qu'il s'établisse, plusieurs consommations du même aliment.

Ainsi, lorsque nous manquons d'acides aminés essentiels, développons-nous une attirance pour les aliments qui en sont pourvus. Mais c'est notre culture, nos traditions, nos expériences personnelles, la disponibilité des aliments, leur coût... qui nous feront préférer la côtelette d'agneau plutôt que le comté, le filet de colin ou le plat de lentilles.

### ➤ *Le rassasiement sensoriel spécifique*

Quelle quantité d'un aliment faut-il manger pour combler justement son besoin, ni trop ni pas assez ? C'est le rôle du rassasiement sensoriel spécifique de nous informer du comblement de notre besoin. Nous sommes en effet dotés d'une compétence qui nous permet de consommer précisément les quantités de nutriments qui nous manquent.

Comment le mangeur prend-il conscience de cette information ? Il est rare d'entendre les gens dire qu'ils se sentent sensoriellement rassasiés de façon spécifique. En réalité, ils perçoivent cette information sous la forme d'une émotion alimentaire que l'on pourrait décrire comme une sorte de satisfaction suffisante ou de lassitude agréable. Ne pas tenir compte de cette émotion agréable conduirait à l'apparition d'une autre émotion alimentaire, désagréable, que serait le rejet ou le dégoût. Celui-ci informe le mangeur qu'il a mangé plus que de besoin.

## Les trois stades du besoin

L'apparition d'un besoin spécifique n'est pas caractérisée par des signaux corporels équivalents aux signaux de la faim[15]. Elle se manifeste par une forte motivation à ingérer un aliment particulier dont la consommation est supposée apporter un plaisir important tout en satisfaisant la présence d'un besoin inconscient. Nous nous trouvons donc dans l'anticipation d'un plaisir à venir. Comme les physiologistes ont montré que l'appétit spécifique correspondait à une activation cérébrale des aires émotionnelles, le vocabulaire qui conviendrait le mieux pour exprimer les autres stades du besoin devrait donc être d'ordre émotionnel. Il n'existe cependant aujourd'hui aucun terme consensuel pour désigner sa diminution et sa disparition.

Pour désigner la diminution de ce besoin, il nous faudrait un vocable exprimant l'idée d'un plaisir en mouvement, selon l'expression utilisée par Épicure, et qui traduise l'aspect dynamique de l'évolution du plaisir, d'abord important puis allant en diminuant. Il me semble que « satisfaction » pourrait assez bien correspondre à cette idée. Ce mot évoque en même temps assez bien l'idée de la réalisation du plaisir attendu. La disparition de ce besoin pourrait se traduire, quant à elle, par un sentiment de contentement qui exprimerait davantage l'idée d'un aboutissement et d'un plaisir en repos selon la distinction que faisait Épicure entre les différents plaisirs.

Quoi qu'il en soit, à la sensation de manque créé par un besoin spécifique répondent des émotions agréables qui indiquent son comblement et sa disparition. La présence de ce sentiment de contentement semble bien jouer un rôle déterminant dans l'interruption des prises alimentaires, c'est-à-dire dans la disparition complète de la motivation à manger qui seule met un terme à la consommation d'un repas. Chacun pourra se référer à sa propre expérience. Nous avons tous connu des situations où le repas était largement suffisant pour calmer la faim, mais cependant très décevant. Nous ne sommes pas contentés par notre nourriture. Nous sommes souvent tentés dans ce cas de poursuivre notre repas, même sans faim, avec de nouveaux mets susceptibles de nous apporter le contentement espéré. Le rassasiement devrait donc être défini à la fois comme le soulagement de la faim qui conduit à la satiété mais également comme un sentiment de satisfaction qui conduit au contentement.

## Et les émotions ?

Nul ne conteste l'existence des influences psychologiques sur le comportement alimentaire. Pourtant, peu de travaux se sont intéressés aux interactions entre les homéostasies émotionnelle, énergétique et nutritionnelle. Si, comme nous venons de le voir, des émotions alimentaires comme le contentement ou la satisfaction interfèrent avec l'homéostasie nutritionnelle en nous renseignant sur nos besoins spécifiques et avec l'homéostasie énergétique en influençant le rassasiement global, il semble aussi assuré que les aliments participent pour une certaine part au maintien de l'équilibre émotionnel. Dans ce cas, sommes-nous face à une fonction naturelle et physiologique du comportement alimentaire ou à un dysfonctionnement ?

### ➤ *Qu'est-ce qu'une émotion ?*

L'article de William James, paru en 1884 et intitulé « Qu'est-ce qu'une émotion ? », a ouvert un immense débat scientifique. Depuis, on peut dire que les travaux des uns et des autres n'ont pas jusqu'ici permis d'apporter une réponse définitive à cette interrogation. Toutefois, sans prétendre trancher dans ces débats de spécialistes, il semble que chacun s'accorde au moins à admettre aujourd'hui que l'émotion est un phénomène fortement dominé par des dimensions physiques et corporelles. L'émotion entraîne un changement d'état du corps. Et c'est la conscience que nous avons de ce changement d'état que nous appelons le sentiment.

Bien des personnes éprouvent des difficultés à localiser leurs émotions essentiellement dans leur corps. Elles sont trop focalisées sur les pensées qui les accompagnent et qui, elles-mêmes, constituent une autre dimension de leur émotion. Mais à bien y réfléchir, posez-vous la question : comment savez-vous, par exemple, que vous êtes anxieux ? À quoi ressemble l'anxiété ? Fermez les yeux et tentez d'imaginer une situation que vous redoutez : la disparition d'un proche, une prise de poids très importante, ne jamais pouvoir maigrir[16], la perte de votre emploi, l'échec à un examen, etc. Que ressentez-vous ? Sentez-vous cette boule dans la gorge, ce nœud à l'estomac, le ventre qui se noue, vos muscles qui se durcissent, votre mâchoire qui se crispe, votre cœur et votre respiration qui s'accélèrent. Quand votre cerveau prend conscience de cet état de votre corps, vous savez que vous êtes angoissé. Parce que ça fait mal ! Sinon, comment le sauriez-vous ?

Nous pouvons déclencher nos émotions avec notre cerveau, en y faisant défiler des idées, en évoquant des situations imaginaires. Mais nous ne souffrons pas de cela. Les idées ne nous font pas mal. Par exemple, dites-vous : « Demain, l'être que j'aime le plus au monde peut disparaître. » Puis, fermez les yeux et imaginez votre vie sans lui. Vous constaterez que l'idée seule ne vous avait fait aucun mal. Mais nous souffrons des émotions que nous éprouvons si nous laissons à nos pensées le temps d'agir sur notre corps. Ce qui nous laisse croire que certaines pensées sont douloureuses.

Chaque émotion s'accompagne d'un changement spécifique du corps qui serait une sorte de signature, d'empreinte corporelle qui permettrait de la reconnaître et de la différencier de toutes les autres. Ainsi, la colère s'accompagne d'une dilatation des vaisseaux périphériques qui procurent une sensation de chaleur et un rougeoiement du visage, d'une contraction musculaire, nous voilà prêts à bondir, et d'une augmentation de la tension artérielle, le fameux coup de sang, et du rythme respiratoire, le souffle coupé.

Antonio Damasio parle à ce propos de marqueurs somatiques qui informent spécifiquement notre cerveau de la présence d'une émotion. Grâce à eux, nous ressentons différemment la peur, la colère, la tristesse, la culpabilité, la joie, l'amour… Les personnes qui ne perçoivent plus ces marqueurs deviennent incapables de ressentir leurs émotions.

### ➤ *Qu'est-ce qui déclenche une émotion ?*

Dans un premier temps, le cerveau détecte un objet ou un événement (stimulus émotionnellement compétent ou SEC), réel ou imaginaire, présent, futur ou passé, dont la présence déclenchera une réaction corporelle automatique déjà préparée par l'évolution. Cette réaction se présente comme un ensemble de réponses chimiques et neurales qui constitue l'émotion de peur, de tristesse, de joie, de sympathie… en adoptant une structure spécifique qui modifie temporairement l'état du corps. Ces réponses, automatiques, ont été préparées par l'évolution pour répondre à certains stimuli émotionnellement compétents selon des répertoires d'actions bien définis.

Un certain nombre d'objets ou de situations comme le vide ou les insectes, ont été sélectionnés par l'évolution pour déclencher automatiquement des émotions. Alors que d'autres ont été associés par notre cerveau à des émotions en relation avec nos expériences personnelles. La liste des stimuli émotionnellement compétents n'est donc pas limitée à ceux prescrits par l'évolution et peut chaque jour s'enrichir de nouveaux objets ou situations rencontrés au cours de notre existence.

L'apparition d'une émotion n'implique pas une analyse consciente de la situation qui l'a déclenchée. Elle n'en est pas moins le résultat d'une appréciation par l'organisme de cette situation. Simplement, elle n'est pas nécessairement consciente. Bien souvent d'ailleurs, les SEC sont détectés très vite avant qu'il y ait eu attention sélective.

## ➤ *À quoi servent les émotions ?*

Notre vie est dirigée par nos émotions. Comme le remarque Joseph LeDoux[17], un spécialiste des émotions, nous vivons pour elles. Arrangeant les circonstances pour nous donner des moments de plaisir, de joie ou de fierté, évitant les situations qui pourraient déboucher sur la déception, la tristesse ou la douleur. Nous organisons notre existence afin qu'elle nous procure des émotions agréables et nous protège des émotions désagréables. Nous multiplions les circonstances qui favorisent les premières et inventons toutes sortes de stratégies pour ne pas être confrontés aux secondes. C'est d'ailleurs ainsi que nous pouvons utiliser la nourriture, aussi bien pour augmenter notre plaisir lors de circonstances festives que pour réduire notre déplaisir pour faire face à des événements pénibles.

Comme nos sensations alimentaires, nos émotions constituent des informations qui nous permettent de nous adapter à notre environnement. Chacune d'entre elles est porteuse d'un message spécifique qui nous permet d'adopter le comportement le plus approprié à la situation qui l'a déclenchée.

La tristesse nous signale une perte et nous invite à prendre soin de ce à quoi nous attachons de l'importance. La peur nous informe de la présence d'un danger et nous invite à le neutraliser ou à nous en écarter. La culpabilité nous rappelle que nous avons commis une faute et nous invite à la réparer. La colère que l'on porte atteinte à nos droits ou à notre intégrité et nous invite à nous faire respecter…

Tout cela constitue une sorte de tableau de bord, où chaque cadran serait le témoin d'une émotion qui nous informerait d'un dysfonctionnement surgissant généralement entre nous et les autres.

Pour dire les choses en forme de provocation, le but de nos émotions négatives[18] serait finalement de nous inciter à réagir[19] pour les faire disparaître. Alors que la finalité de nos émotions positives serait de nous inciter à reproduire les comportements qui les ont fait apparaître.

### ➤ *L'homéostasie émotionnelle*

Le concept d'homéostasie émotionnelle a été approfondi par Antonio Damasio[20] qui a franchi un pas supplémentaire en élargissant la notion d'homéostasie restreinte au milieu intérieur, équilibre au sein de l'organisme, à celle d'homéostasie généralisée, équilibre entre l'organisme et son environnement. Il compare l'homéostasie généralisée à un grand arbre dont chaque branche représenterait l'homéostasie d'un système différent. Plus on s'élèverait vers le sommet de l'arbre plus la complexité des systèmes augmenterait. Ainsi, les branches inférieures comprendraient les processus de contrôle du pouls, de la pression sanguine, du pH, des sécrétions hormonales… Les branches intermédiaires comprendraient notamment les comportements associés au plaisir et à la douleur. « Au niveau juste au-dessus », on rencontrerait certains besoins et motivations tels que la faim, la soif, la curiosité, l'exploration, le jeu et le sexe. « Presque en haut mais pas tout à fait » se situeraient les émotions proprement dites : la peur, la colère, la tristesse, la joie, l'orgueil…

Le but de l'homéostasie serait de créer un état vital qui ne serait pas neutre et que nous pourrions considérer comme un état de bien-être. Ainsi, revenant sur le concept de *conatus* de Spinoza, la finalité du processus homéostatique serait de rechercher à la fois la survie et le bien-être. Le principe général serait donc que tout changement qui modifierait l'état de l'organisme dans le sens d'un bien-être inférieur entraînerait de la part de l'organisme une série de réactions dans le but de restaurer cet état de bien-être ou même de l'augmenter lorsqu'il s'agira d'émotions agréables. C'est ainsi que François Lelord et Christophe André, tous deux psychiatres et auteurs d'un livre sur les émotions[21], définissent l'émotion comme un mouvement, c'est-à-dire un changement par rapport à un état immobile initial. Nous n'étions pas émus, et soudain nous le sommes.

L'ensemble des réactions régulatrices, des simples processus chimiques jusqu'aux émotions proprement dites, sans aucune exception, aurait directement ou indirectement trait à l'intégrité et à la santé de l'organisme. Alors que leur but resterait le même, leur complexité divergerait. Les émotions présentant le niveau de complexité supérieure.

### ➤ *Émotions et sensations*

Si l'ensemble des réactions régulatrices poursuit le même but, on peut se demander s'il existe une réelle pertinence à vouloir distinguer une sensation d'une émotion. Cette distinction n'est-elle pas purement artificielle ?

Pour ma part, à l'issue d'une pratique médicale portant aussi bien sur les unes que sur les autres, je suis arrivé à la conclusion que cette différence ressortit davantage à l'arbitraire et n'est pas cliniquement fondée. Il n'existe pas, selon moi, de différence conceptuelle entre la physiologie d'une émotion et d'une sensation.

Il est d'ailleurs frappant de constater que les spécialistes des émotions ne pratiquent pas cette distinction. Derek Denton, qui a particulièrement étudié la soif, parle quant à lui d'émotion de soif. Antonio Damasio parle d'émotion de faim. Andrew Craig, du Barrow Neurological Institute de Phoenix, décrit sans hésitation la douleur comme une émotion homéostatique reflétant l'état de l'organisme et requérant une réponse comportementale adaptée. Quant aux autres neurophysiologistes spécialistes des émotions, ils désignent l'ensemble des sensations qui contribuent à l'homéostasie sous le terme d'émotions primaires ou primordiales dans le sens où elles indiqueraient que l'existence même de l'organisme est menacée.

La plupart de ces spécialistes ont tenté d'établir des classifications essentiellement fondées sur le degré de complexité de l'émotion. En l'état actuel des connaissances, il ne serait pas sage d'en retenir une parmi toutes celles proposées tant ce débat est loin d'être terminé. Pour le moment, disons que tous les spécialistes s'entendent pour admettre l'existence de différents niveaux d'émotions mais ne s'entendent pas pour sélectionner les critères qui les différencieraient.

Seulement à titre d'exemple, certains distinguent des émotions primaires ou primordiales déclenchées par des stimulations internes comme la faim, la soif, la douleur, etc. Des émotions secondaires déclenchées par des stimulations externes comme la colère, la peur, l'amour, la tristesse, etc. Et enfin, des émotions tertiaires ou esthétiques qui, au contraire des précédentes, nécessiteraient la présence d'une pensée. Ce sont les émotions que nous pourrions éprouver face à une œuvre d'art ou un concerto de Vivaldi.

Cette conception des émotions nous amène cependant à retenir les principales ressemblances et différences entre les sensations et les émotions. Nous verrons que le fait de rassembler les sensations et les émotions sous un seul concept aura des conséquences cliniques et thérapeutiques très importantes.

## La colère, c'est plus complexe que la soif

On peut considérer la faim ou la soif comme des émotions de moindre complexité dans la mesure où le stimulus émotionnellement compétent est toujours le même. Il n'est pas utile de s'interroger sur les raisons de sa faim ou de sa soif qui expriment obligatoirement un déficit énergétique ou un état de déshydratation. D'autre part, la réponse de l'organisme à ces émotions est toujours stéréotypée, il s'agit chaque fois de manger ou de boire.

En revanche, la peur ou la colère présente un niveau de complexité supérieur dans la mesure où les stimuli émotionnellement compétents existent en très grand nombre. Ce qui nécessite une première réflexion pour les identifier et une autre réflexion pour retenir les réponses les mieux appropriées qui se trouvent en tout aussi grand nombre.

Mais dans tous les cas, la faim, la soif, la peur ou la colère se présentent comme des informations utiles à l'organisme pour assurer sa survie et son bien-être.

### ➤ *Pourquoi les émotions font-elles manger ?*

Reste à comprendre la relation entre l'homéostasie émotionnelle et les aliments. Bien des personnes qui ne présentent ni surpoids ni troubles psychologiques mangent davantage ou autrement dans des situations de stress et en retirent une sensation de bien-être. Sans que l'on considère qu'il s'agit là d'un comportement anormal.

Ainsi, si l'on projette un film triste à des volontaires et qu'on leur demande ensuite d'évaluer le goût de différentes sortes de chocolat, tout en leur précisant qu'ils peuvent en consommer autant qu'ils le souhaitent, on constate que ceux qui ont été le plus bouleversés par le film sont aussi ceux qui auront consommé la plus grande quantité de chocolat. Ou encore si l'on expose des personnes à une situation stressante, par exemple en leur demandant d'effectuer des calculs complexes dans une atmosphère bruyante, et qu'on serve ensuite soit un repas riche en protéines mais pauvre en sucre (viandes ou poissons) ou un repas pauvre en protéines mais riche en sucre (pâtes ou pommes de terre), on constate que les sujets les plus stressés auront éprouvé un mieux-être après avoir consommé le repas riche en sucre. Il est donc assez incontestable, au moins chez des sujets ne présentant pas de troubles du comportement alimentaire, que la consommation de certains aliments puisse apporter un soulagement émotionnel réel et même durable.

Les physiologistes expliquent ces phénomènes de deux façons. D'une part, les prises alimentaires agissent en diminuant la quantité de cortisol sanguin que l'on appelle aussi l'hormone du stress. Ainsi, pendant cinq jours, on enferme des souris trois heures par jour dans une boîte si petite qu'elle les empêche de bouger. Ce qui, on s'en doute, aura pour effet de beaucoup les stresser. Puis entre les séances, on leur distribue soit leurs habituelles boulettes de nourriture, soit une nourriture beaucoup plus palatable. On constate que les souris qui ont reçu la nourriture améliorée ont sécrété moins de cortisol. Elles ont été moins stressées. Comme si le fait d'avoir amélioré leur ordinaire avait produit une satisfaction qui aurait compensé les effets du stress.

D'autre part, quand ils ont bon goût et uniquement dans ce cas, les aliments entraînent la sécrétion de substances impliquées dans les circuits du plaisir, la dopamine, les endorphines, la sérotonine, etc. Ainsi, Michael Macht, de l'Université de Würzburg[22], a projeté à des volontaires un petit film très triste dans lequel un jeune garçon apprenait la mort de son père. Les spectateurs étaient attristés, mais se sentaient mieux si on leur donnait ensuite du chocolat. Toutefois, l'effet ne pouvait être obtenu qu'avec un chocolat qu'ils avaient jugé particulièrement délicieux lors d'un test préalable. À l'inverse, si on leur proposait un chocolat qu'ils n'avaient pas apprécié, l'effet sur leur humeur était faible ou nul. C'est donc uniquement le fait d'avoir consommé un aliment affectionné qui avait produit un soulagement[23].

Il faut donc admettre que la consommation de certains aliments, jugés bons au goût, le plus souvent riches en graisses ou en sucre, permet au mangeur de restaurer son homéostasie émotionnelle quand celle-ci est en situation de déséquilibre. En augmentant les médiateurs du plaisir ou bien en diminuant les hormones du stress.

## Les trois stades du besoin

De nombreux psychologues ont pris l'habitude de parler de régulation émotionnelle. Il faut pourtant admettre que l'expression n'est guère appropriée. Comme la faim, les émotions sont des informations d'un système régulé. Il n'est donc pas très juste de parler de régulation de la faim. Car ce sont les réserves énergétiques qui sont régulées. Dans le cas des émotions, force est d'admettre qu'on ignore aujourd'hui ce qui fait l'objet d'une régulation. Peut-être un certain état mental et corporel dont la valeur de consigne serait un état optimal du corps, que l'on pourrait considérer comme un état de détente spécifique à chaque individu.

Les émotions telles que la colère, la peur, la tristesse, conduiraient l'individu à s'écarter de son état de détente habituel. Cet écart serait ressenti comme un besoin. Ainsi, l'apparition du besoin prendrait la forme d'une *tension* provoquée par une émotion. L'acte alimentaire, en assurant le passage d'un état de tension à un état de détente relatif à chaque individu, produirait donc un sentiment de *réconfort* qui correspondrait à la phase dynamique de diminution du besoin. Le rétablissement de l'état de détente signerait la disparition du besoin.

Les personnes au tempérament anxieux auraient, quant à elles, une valeur de consigne située à un niveau plus élevé que la moyenne des individus. Mais ce serait toujours l'écart entre la valeur de consigne et l'état produit par une émotion spécifique qui déterminerait le besoin.

Le comportement alimentaire est donc au moins contrôlé par des besoins énergétiques, nutritionnels et émotionnels. Pour cela, il reçoit respectivement des informations sous forme de sensations alimentaires (faim, soulagement, satiété), d'émotions alimentaires (appétit spécifique, satisfaction, contentement) et d'émotions non alimentaires (tension, réconfort, détente). L'apparition, la diminution et la disparition de chacun de ces besoins sont identifiables par des sensations ou des émotions spécifiques. Grâce à cela, nous pourrons désormais mieux comprendre comment ces différents besoins interagissent entre eux et modifient le contrôle du comportement alimentaire.

# Pour en savoir plus

Chers lecteurs, cette section revient plus en détail sur les passionnants mécanismes du contrôle du comportement alimentaire. Elle permet à ceux qui le souhaitent d'approfondir leurs connaissances dans ce domaine. Toutefois, ceux qui le désirent peuvent aussi poursuivre leur lecture sans gêne pour la compréhension des prochains chapitres.

## La faim

Sur le plan physiologique, la faim est longtemps restée une énigme. De nombreux théoriciens se sont essayés à la résoudre. On pense aujourd'hui qu'elle est déclenchée par un très léger fléchissement du glucose intracellulaire, de l'ordre de 5 à 8 %, que l'on peut systématiquement détecter environ vingt minutes avant chaque repas[1]. Cette diminution de la glycémie aussitôt perçue par les capteurs situés dans le cerveau déclenche en retour la recherche de nourriture dans le but de normaliser la glycémie et de la ramener à sa valeur de consigne. En l'absence de celle-ci l'organisme puise le glucose dans ses réserves et restaure rapidement, mais provisoirement, la glycémie[2]. Ce qui explique la disparition momentanée de la sensation de faim.

Toutefois, d'autres pistes sont encore explorées comme la diminution d'autres substances que le glucose ou la sécrétion d'hormones produites dans le cerveau ou l'estomac. Dans tous les cas, les facteurs déclenchants internes sont considérés comme des témoins de l'état des réserves énergétiques ou des réserves intestinales.

**Deux ou trois choses de plus sur la faim**

• La faim ne nous renseigne pas sur la quantité de nourriture dont nous avons besoin. Elle nous dit seulement combien de temps il est possible d'attendre avant d'avoir trop faim. Autrement dit, ce n'est pas parce qu'on a une faim de loup que l'on dévorera obligatoirement comme un ogre.

• Plus le repas précédent aura été important et plus la faim tardera à revenir. En effet, tant que des aliments se trouvent encore dans l'estomac, la faim ne se manifeste pas. Ainsi, plus le repas aura été riche, nourrissant et long à digérer, plus la faim tardera à réapparaître[3]. Chacun pourra faire l'expérience suivante : comparer le temps que la faim met à réapparaître selon que l'on s'est nourri au déjeuner d'une petite salade de crudités ou d'un copieux cassoulet toulousain, ou le contraire. On peut aussi essayer une grosse salade de crudités ou un petit cassoulet toulousain. Certains prétendent qu'il suffit de se remplir la panse de légumes de toutes sortes pour calmer durablement sa faim. C'est le moment de vérifier !

• L'absence de l'état de faim est l'état de satiété. Il se définit comme un état de non-faim. D'un point de vue strictement physiologique, il n'est donc pas possible d'être en même temps dans les deux états. La faim et la satiété sont un peu comme le jour et la nuit, ils ne se rencontrent pas. Il s'agit de deux concepts antonymes. En revanche, la disparition de la faim ne fait pas obligatoirement disparaître la motivation à manger. Mes patients, quant à eux, prétendent souvent qu'ils n'ont plus faim mais qu'ils ne se sentent toujours pas rassasiés.

• L'alternance de la faim et de la satiété détermine théoriquement la fréquence des repas.

• Ce n'est pas parce qu'on a faim qu'on décide obligatoirement de manger. La faim n'est que l'une des données qui intervient dans la décision de manger. À l'opposé, comme chacun sait, le fait de manger ne prouve pas qu'on a forcément faim. Vraiment, rien n'est simple !

## Le rassasiement

### ➤ *Les dispositifs sensoriels*

Ils comprennent surtout deux mécanismes, complémentaires l'un de l'autre : le rassasiement conditionné et l'alliesthésie alimentaire négative. Ces mécanismes d'une extrême précision s'appuient principalement sur la modulation du plaisir sensoriel procuré par la consommation des aliments.

Leur fonction est de nous permettre de déterminer les quantités de nourriture qui sont nécessaires à la satisfaction de nos besoins, alors même que nous sommes en train de manger. Car, bien souvent, quand le repas est terminé, seulement 10 % de ce qui aura été ingéré aura été absorbé et sera parvenu à nos cellules ! Sans ces dispositifs, nous devrions attendre que tous les aliments ingérés au cours du repas soient absorbés, digérés, métabolisés puis transportés jusqu'aux cellules qui les utiliseront sous forme de nutriments pour savoir si ce que nous avons mangé est adapté à nos besoins. Autant dire qu'en commençant à manger le matin nous ne saurions que le soir si nous avons mangé ce qu'il fallait. Ce sont donc ces mécanismes qui nous permettent d'anticiper nos besoins.

Le *rassasiement conditionné* a été démontré par David Booth[4] en 1982 grâce à une expérience devenue célèbre. On offre un bon repas à deux groupes de volontaires[5]. Au premier groupe, on propose une soupe à la tomate riche en calories puis des sandwiches au jambon. Au second groupe, on propose une soupe à la tomate apparemment identique, mais pauvre en calories et sans que cette différence puisse être sensoriellement discernée. La soupe est cette fois suivie de sandwiches au fromage dont la composition en calories et en nutriments est rigoureusement identique à celle des sandwiches au jambon. On constate que dans les deux groupes, les volontaires consomment la même quantité de sandwiches. Puis, on fait revenir les volontaires la semaine suivante et on reproduit la même expérience. On constate cette fois que ceux qui ont consommé la soupe à la tomate pauvre en calories augmentent leur consommation de sandwiches au fromage.

On peut conclure qu'il n'a pas fallu bien longtemps pour que les volontaires lésés se rendent compte qu'ils s'étaient fait avoir et qu'ils adaptent les quantités de nourriture à leur besoin.

Si l'on poursuit l'expérience en intervertissant les soupes à la tomate, dans un premier temps ce sont encore les sandwiches au fromage qui seront les plus consommés. Mais après quelques essais, les volontaires s'adapteront de nouveau en augmentant leur consommation de sandwiches au jambon.

Le rassasiement conditionné est donc fondé sur les caractéristiques sensorielles de l'aliment et non sur ses caractéristiques nutritionnelles ou caloriques. Il s'agit donc d'un contrôle à court terme du comportement alimentaire qui nécessite quelques apprentissages pour devenir efficace sur le long terme.

L'*alliesthésie alimentaire* a été décrite par Michel Cabanac[6] en 1968. Elle désigne la variation du plaisir alimentaire en fonction de l'état énergétique ou de la faim du sujet. Plus le sujet se trouve en déficit énergétique et ressent la faim, plus il éprouve de plaisir. Elle dépend donc du poids du sujet. Elle disparaît chez les sujets amaigris. Ces derniers, n'éprouvant plus une diminution du plaisir gustatif, augmentent la quantité de leurs apports caloriques et retrouvent ainsi leur poids initial. Tandis qu'elle est renforcée chez les sujets en surcharge, volontairement gavés. Le plaisir gustatif diminue plus vite, les incitant à réduire leurs apports caloriques et ainsi à retrouver plus vite leur poids initial.

L'alliesthésie est dite négative quand le plaisir décroît au cours du repas en même temps que la faim diminue. La sensation peut même devenir déplaisante dès lors que le sujet aura calmé sa faim. Plus l'aliment est riche en calories, plus la décroissance du plaisir est prononcée. À l'inverse, l'alliesthésie alimentaire ne fonctionne pas avec des aliments dépourvus de calories. Elle est inopérante avec les édulcorants intenses. Ainsi, les faux sucres sont totalement dépourvus d'efficacité. Et le corps n'est pas dupé par la supercherie !

Le phénomène alliesthésique n'est pas immédiat. Il n'apparaît que quinze à vingt minutes après le début de la consommation de l'aliment, le temps que les aliments atteignent les récepteurs chimiques situés dans le tube digestif et transmettent l'information au cerveau par voie nerveuse.

### Deux ou trois choses de plus sur le rassasiement

- L'intensité du plaisir ressenti dépend aussi de notre état énergétique interne. Autrement dit, plus nous sommes en déficit énergétique, plus nous avons faim et plus nous éprouvons de plaisir à manger. Et dit encore autrement, une bonne tranche de foie gras sera plus appréciée en entrée après une matinée d'effort qu'en pousse-café après un repas de noces[7].
- Le plaisir diminue d'autant plus vite que l'aliment est riche en énergie. Le chocolat et les gâteaux rassasient plus vite que les tomates ou les yaourts à 0 % de matière grasse. Ce qui est une bonne nouvelle.
- Les mécanismes du rassasiement interviennent très tôt dans la séquence du repas. Le plus précoce se met en route dès les premières secondes. Tandis que le plus tardif n'est complètement opérationnel qu'au bout de vingt minutes. Il est donc faux de prétendre qu'il faut attendre vingt minutes pour être rassasié. Bien heureusement, les premières informations parviennent à notre cerveau dès les premiers instants du repas. Il n'est donc pas nécessaire de passer vingt minutes à table pour manger deux gâteaux secs. Ce qui est aussi une bonne nouvelle.

• Dès les premières minutes, les mécanismes du rassasiement et le contrôle du comportement alimentaire reposent principalement sur les composantes sensorielles de l'aliment (rassasiement conditionné).
• Au-delà de vingt minutes, les mécanismes du rassasiement sont principalement dominés par les aspects nutritionnels de l'aliment (alliesthésie alimentaire négative).

### ➤ *Le dispositif mécanique*

Il s'agit de la distension de l'estomac provoquée par l'ingestion du repas. En vérité, cette distension ne constitue pas un signal physiologique de rassasiement très efficace. Il s'agit plutôt d'un dispositif assez rudimentaire, une sorte de parachute de secours qui intervient quand les dispositifs sensoriels du rassasiement se sont révélés inopérants. L'estomac est une poche qui ne peut évidemment contenir que son volume. Une fois pleine, l'ingestion s'interrompt par nécessité. Nécessité fait loi. Bien entendu, ce n'est pas pour autant que l'individu est métaboliquement comblé. Rappelons que la nourriture sert à maintenir en vie les cellules du mangeur et non son estomac. Le comblement du besoin métabolique, par conséquent, ne peut être obtenu qu'à partir du moment où les besoins des cellules ont été satisfaits. Aussi, remplir l'estomac d'aliments sans contenu énergétique réel ou suffisant ne conduit le mangeur qu'à devoir remanger plus tôt qu'il ne l'aurait fait normalement. Et, par conséquent, à fractionner davantage ses repas. Bref, il faut faire plus de repas quand on se nourrit exclusivement de radis plutôt que de foie gras. L'inconvénient du dispositif mécanique c'est justement qu'il dépend essentiellement des volumes et ne fait pratiquement pas de différence entre les radis et le foie gras. Ce qui est bien dommage.

**Pourquoi manger allégé conduit à manger plus**

À long terme, ce sont les apports caloriques qui sont contrôlés et non le volume des aliments. Autrement dit, il ne sert à rien de se remplir la panse d'aliments volumineux sans contenu énergétique. Ainsi, les aliments allégés en graisse ou en sucre ne conduisent qu'à manger de plus grandes quantités de nourriture. Ce que confirment la plupart des expériences sur le comportement alimentaire, les observations épidémiologiques et la pratique clinique.

Les apports alimentaires et, simultanément, l'utilisation cellulaire du glucose modifient la composition du milieu intérieur, tandis que les systèmes de régulation s'efforcent de maintenir constante la concentration du glucose intracellulaire. Tout écart supérieur à 5 % de la valeur de consigne entraîne l'apparition d'une sensation de faim. Puis lors du repas, l'activation des mécanismes de rassasiement interrompt la prise alimentaire. L'arrêt de la consommation ne résulte donc pas du simple retour de la glycémie à sa valeur de consigne. Dans le même temps, les sensations alimentaires sont en permanence sous l'influence de la leptine qui assure la régulation à long terme des réserves énergétiques. Au bout du compte, les informateurs de la régulation énergétique à court ou à long terme sont les sensations de faim, le rassasiement et la satiété.

## Comment les besoins nutritionnels sont-ils satisfaits ?

### ➤ *Les appétits spécifiques*

Les chercheurs, avons-nous dit, ont démontré que certains micronutriments faisaient l'objet d'une régulation. Ce qui suppose encore une fois l'existence d'une valeur de consigne et la présence de systèmes de détection et de correction des besoins qui en résultent.

Or, il faut bien le dire, absolument personne n'a conscience de manquer de sélénium, de sodium, de fer, de lysine, de vitamine B1 ou de quoi que ce soit d'autre. Il faut donc, comme dans le cas de la régulation énergétique, que ces informations biologiques soient transmises au cerceau puis converties en informations suffisamment compréhensibles pour pouvoir être utilisées. Voilà le rôle des appétits spécifiques !

La manière dont nos besoins spécifiques sont ensuite codés en appétit spécifique reste encore assez obscure. Il ne semble pas que le besoin nutritionnel, à l'instar du besoin énergétique, soit traduit par des signaux corporels équivalents à ceux de la faim dont le mangeur prendra conscience et pourra interpréter comme un besoin spécifique. Il semble plutôt que l'essentiel du processus s'effectue de façon inconsciente et que le besoin qui active la motivation spécifique ne soit pas perceptible.

Quand nous avons faim, nous n'éprouvons pas le besoin de manger un aliment quelconque ou un plat quelconque. En y réfléchissant, nous serions même plutôt attirés par des aliments assez précis. Ceux dont nous ressentons qu'ils nous procureront à cet instant donné la plus grande satisfaction. Sans en comprendre la raison, à cet instant donné, nous « choisissons » de manger une entrecôte plutôt que des spaghettis à la carbonara. Comme le rappelle André Holley, nous commettrions une lourde erreur en considérant la décision de consommer tel aliment comme le résultat d'une délibération cognitive, consciente, dans laquelle seraient pesés rationnellement des arguments en faveur ou en défaveur de cette décision[8]. Au contraire, la plupart des processus d'élaboration de la décision sont largement inconscients. Ces processus sont sous-tendus par la présence d'un état de motivation qui résulterait de la détection d'un besoin. Ce besoin provoquerait un état émotionnel inconscient coïncidant avec une activation des aires émotionnelles du cerveau[9]. C'est la correspondance dans le temps entre cet état de motivation exprimant le besoin spécifique d'un nutriment et la stimulation visuelle produite par l'aliment ou même sa simple évocation mentale qui pourrait ensuite aboutir à sa consommation.

Ainsi, les appétits spécifiques nous permettraient de choisir de manger des aliments contenant des substances dont nous n'avons aucunement conscience dans le but de combler des besoins dont nous n'avons pas davantage conscience. Il serait donc judicieux de ne pas systématiquement considérer les envies alimentaires comme de vulgaires caprices quand il pourrait s'agir de l'expression des besoins nutritionnels. Les scientifiques ont pu démontrer que nous étions même incroyablement doués pour trouver ce qui nous manquait.

Historiquement, la vitamine B1 a été la première substance pour laquelle a été mis en évidence un appétit spécifique[10]. C'est Harris en 1933 qui a découvert le premier que les rats déficients en thiamine pouvaient développer une préférence pour la nourriture enrichie avec le nutriment manquant. C'est surtout Curt Richter, pionnier de la psychobiologie, qui a montré comment, chez l'animal, les états de besoin pouvaient être à l'origine de certains appétits ou de comportement d'ingestion particulièrement appropriés. Dans certains cas, les rats déficients pouvaient aller jusqu'à ingérer leurs propres fèces afin de recycler le nutriment qui leur faisait défaut. Comme d'ailleurs, on a aussi vu des humains se réhydrater avec leurs urines pour faire face à des situations extrêmes de survie.

Depuis, des appétits spécifiques ont été démontrés pour de nombreux nutriments. Compte tenu de leur importance, il est regrettable que les travaux sur ce sujet demeurent encore aussi peu fréquents et portent davantage sur les animaux que sur l'homme. Et même si les connaissances dans ce domaine ont progressé, il faut malheureusement admettre que l'inventaire de tous les nutriments faisant l'objet d'une régulation reste encore à établir. Pour l'heure, les études confirment des processus de ce type pour la vitamine B1 et d'autres vitamines du groupe B, pour certains minéraux comme le sodium, le potassium, le calcium, le zinc ou le fer, pour quelques acides aminés essentiels comme la lysine, le tryptophane et la méthionine. Et certains chercheurs suspectent que des mécanismes analogues pourraient aussi concerner la consommation de certains acides gras essentiels comme les oméga-3 ou les oméga-6.

Toutefois, lorsqu'ils existent, ces mécanismes dévoilent une puissance surprenante. Les animaux carencés font parfois la preuve d'une exceptionnelle motivation pour réparer leur carence. Dans son livre sur les émotions primordiales[11], Derek Denton raconte comment des herbivores, sous l'effet de la nécessité, se transforment en mangeur de pierre. Il rapporte ainsi le récit ahurissant du périple des éléphants du Kenya pour trouver du sel.

### Comment les éléphants se passent le sel

Tout d'abord, ils doivent gravir les pentes abruptes d'un volcan qui culmine à 4 321 mètres en traversant une épaisse forêt tropicale humide et dense. Puis, une fois parvenus au sommet, ils doivent descendre par des chemins escarpés à l'intérieur du cratère pour se rendre au plus profond d'une caverne, dans une totale obscurité. Un seul faux pas dans cette obscurité peut comporter un risque mortel. Il semble que ces immenses cavernes aient été creusées par les éléphants eux-mêmes qui ont consommé la roche riche en sels minéraux, notamment en sodium, pendant des dizaines, voire peut-être des centaines de milliers d'années. Avec leurs défenses, les éléphants attaquent directement les parois de la grotte ainsi que les morceaux de roche brisée tombés par terre, qu'ils ramassent pour les manger. À partir de ses observations, Redmond a estimé que la consommation de roche pouvait s'élevait à quatre à cinq litres à chaque voyage. Ce qui correspondait à une quantité de sodium d'environ 80 grammes, suffisante pour assurer les besoins durant cinq à dix jours.

Sans doute moins spectaculaire mais tout aussi révélateur, des rats déficients en lysine, un acide aminé essentiel, seront capables de découvrir la solution nutritive enrichie en lysine lorsqu'elle est proposée au milieu de quinze autres solutions et ils peuvent encore la consommer même lorsqu'elle est proposée dans une solution amère qu'ils auraient été incapables de consommer en temps normal[12].

Une autre preuve de la force des appétits nous est apportée par des observations réalisées chez les humains. Ainsi, il paraîtrait que dans l'espèce humaine, quand la femelle est gravide, le mâle peut abandonner son sommeil, même le plus profond, et parcourir en pleine nuit des distances défiant l'imagination à la recherche d'aliments très rares qui permettraient de combler les appétits spécifiques de sa partenaire. Mais les connaissances sur ce sujet sont à considérer avec prudence, les études étant encore peu nombreuses.

Plus sérieusement, il faut sûrement comprendre les changements d'attirance pour nos aliments en fonction de l'âge comme la manifestation de l'évolution de nos besoins. Certains auteurs expliquent ainsi la répugnance des enfants pour les légumes par le fait qu'ils n'apportent pas suffisamment d'énergie. Les enfants, ayant des dépenses énergétiques importantes, seraient davantage attirés par des nourritures plus riches correspondant mieux à leurs besoins élevés.

## ➤ *À quoi sert le goût ?*

Que des éléphants soient capables de comprendre qu'ils ont besoin de sodium semble déjà une prouesse. Qu'ils sachent ensuite le trouver au fin fond d'une caverne située au bout d'un cratère totalement inaccessible tient aussi du prodige. En revanche, nous sommes moins étonnés de la facilité avec laquelle ils localisent le sodium dans une roche compte tenu que celui-ci est rendu particulièrement identifiable grâce au goût salé qui le caractérise. Comment le rat déficient en thiamine réussit-il à identifier parmi toutes les solutions qu'on lui propose la seule qui soit enrichie avec cette vitamine ? Ce n'est pas si simple, dans la mesure où la thiamine est indétectable au goût. De la même façon, on a pu montrer que les végétariens qui ne consomment pas de produits laitiers développaient un appétit spécifique pour le calcium qui les conduisait à augmenter significativement leur consommation en végétaux riches en calcium alors même que probablement ils en ignoraient la composition[13].

Une fois que le besoin spécifique d'un nutriment est détecté par le cerveau, puis que l'appétit spécifique pour ce nutriment apparaît, comment dès lors savoir quel aliment consommer pour satisfaire ce besoin, surtout si le nutriment en question ne présente aucune caractéristique gustative reconnaissable ?

C'est là précisément la fonction du goût.

Nous avons vu comment, grâce à ses capacités d'apprentissage et après quelques consommations répétées, le cerveau associait inconsciemment l'image métabolique des aliments à leur image sensorielle.

En fonction des effets métaboliques de l'aliment, il est possible de transformer une aversion ou une préférence. Ainsi, par exemple, les animaux détestent tous l'eau acide et préfèrent naturellement l'eau pure. Après consommation d'un régime carencé en zinc, ils finissent tous par préférer l'eau acide si celle-ci leur apporte le zinc qui leur manque. De plus, le goût pour cette solution pourra persister bien au-delà de la réparation de la carence.

À l'inverse, il est aussi possible d'inverser une préférence si la consommation de l'aliment ne procure plus les effets positifs attendus. Chez l'animal, il est possible de faire naître une aversion pour le goût de son régime habituel dès lors qu'on l'a volontairement carencé[14]. Ces expériences ont pu être réalisées avec des carences en vitamines, en acides aminés et en minéraux. De même, chez les animaux, le goût inné pour le sucré ne se maintient que s'il correspond à un apport d'énergie. En remplaçant le sucre par de la saccharine, on assiste progressivement à une extinction du goût pour le sucré. L'animal finit par se désintéresser de ce type d'aliments qui lui devient dorénavant indifférent s'il « apprend » qu'il ne lui permet plus de satisfaire ses besoins. Ce processus est désigné sous le terme d'« aversion gustative conditionnée ». Il s'agit d'un mécanisme biologique extrêmement puissant et profondément utile. Il peut si nécessaire se mettre en place après une seule ingestion si cette dernière est suivie d'effets néfastes. On peut, par exemple, chez un animal, volontairement provoquer un malaise digestif après ingestion d'un aliment inconnu de lui. Après une seule expérience, l'animal évitera la consommation de cet aliment jugé dangereux. On a expérimentalement rendu cet aliment aversif. Chez l'homme, le malaise digestif accompagné de nausée, qui suit parfois fortuitement l'ingestion d'un aliment nouveau, suffit à produire une aversion pour cet aliment. À tel point que la seule évocation du nom de cet aliment suffira parfois à produire des nausées. Ainsi l'homme ou l'animal qui consomme un aliment toxique éprouvera pour celui-ci une aversion telle qu'il en évitera ensuite la consommation.

### ➤ *Le rassasiement sensoriel spécifique*

Une fois le besoin détecté, puis l'appétit spécifique activé et enfin la source de nutriment identifiée, il reste encore à savoir quelle quantité en manger pour satisfaire le besoin sans excès ni insuffisance. C'est le rôle du rassasiement sensoriel spécifique de mettre un terme à la consommation de l'aliment.

Ainsi, si l'on propose à des moutons qui ont perdu 600 millimoles de sodium des solutions de concentration différente, on constate qu'ils adaptent le volume de liquide ingéré de manière à compenser au mieux leur déficit. Lorsque la solution proposée contient 1 200 millimoles de sodium par litre, ils n'en boivent que 1/2 litre. Tandis qu'ils en boivent près de 3 litres lorsque la solution ne contient que 200 millimoles de sodium par litre.

Si l'on écarte l'idée que les moutons sont des virtuoses de la règle de trois, il faut bien admettre qu'ils parviennent à utiliser la sensation gustative comme indicateur de la concentration de la solution.

Il y a toutefois des situations ou cette adaptation au besoin n'est pas possible, par exemple lorsqu'on donne à l'animal une solution très diluée de sodium (100 millimoles par litre), car il lui faudrait alors boire environ 6 litres pour compenser le déficit ! La distension gastrique pourrait dans ce cas s'opposer à une réparation intégrale du déficit. Nous observons un phénomène analogue chez les patients soumis à des régimes très pauvres en graisse. Il leur faut dès lors se nourrir d'aliments de très faible densité énergétique qui occupent un grand volume et les empêchent de satisfaire l'intégralité de leurs besoins. Une de mes patientes utilisait une expression très juste pour décrire cette situation. Elle disait qu'elle était pleine de vide !

Il faut aussi souligner que le rassasiement sensoriel spécifique permet d'arrêter la consommation avant même que le déficit n'ait été comblé. C'est ce que fait observer Derek Denton lorsqu'il décrit les mécanismes de la soif chez l'animal.

Alors que l'état de déshydratation à l'origine de la soif ne peut s'installer que progressivement, l'animal est capable d'étancher celle-ci en l'espace de trois à cinq minutes seulement. Puis son envie de boire disparaît subitement et complètement. Or, et c'est là selon lui le point délicat, la perte de l'envie survient bien avant que l'eau ingérée ne soit absorbée par l'intestin et ne permette un rééquilibrage chimique de la composition du sang et des liquides cérébraux qui ont engendré la soif. Ce rééquilibrage survient après quinze minutes et se poursuit pendant les deux heures qui suivent. Et pourtant l'animal a avalé en seulement trois à cinq minutes la quantité d'eau qui lui a permis de se réhydrater comme il faut.

Il est donc certain que l'interruption du comportement ingestif ne dépend pas de la disparition du besoin qui a engendré la soif et doit probablement intégrer des mécanismes conditionnés d'apprentissage de la réhydratation.

À partir de l'évaluation de nos besoins et de sa mémoire de l'aliment, le cerveau a la possibilité de déterminer les quantités qui nous sont nécessaires et de nous les faire connaître. Au début de la consommation de l'aliment, le plaisir ressenti est à son plus haut niveau. Il correspond à l'anticipation du plaisir que nous allons éprouver à nous soulager de notre faim. Ce plaisir renforce notre motivation à manger. Puis il s'atténue progressivement sans toutefois totalement disparaître. Le renforcement positif du comportement alimentaire n'ayant plus lieu ou n'y trouvant plus grande satisfaction, le mangeur interrompt sa consommation.

Si l'aliment convoité est disponible, ce qui n'est pas toujours le cas, nous le consommons. Et étonnamment nous nous arrêtons alors que nous avons toujours faim. Nous sommes rassasiés de ce plat, mais la persistance de notre faim fait que nous avons encore envie de manger ; mais, cette fois, d'un autre aliment que nous choisissons parmi ceux qui sont disponibles, parce que nous pensons que c'est celui qui nous procurera la plus grande satisfaction. Nous passons au plat suivant et le phénomène se reproduit ainsi jusqu'à ce que nous éprouvions un rassasiement global. À ce moment-là, nous n'avons plus ni faim ni envie de manger, du moins en théorie.

Il est probable que le séquençage du repas n'obéisse pas qu'aux seules motivations nutritionnelles et que des facteurs cognitifs interviennent également. Nous décidons d'interrompre la consommation d'un plat aussi parce que nous savons que d'autres plats nous attendent et que nous avons appris qu'il ne sera pas possible de parvenir jusqu'à eux si nous n'avons pris soin de préserver un peu de notre faim. C'est sûrement par apprentissage, grâce au fameux : « Garde une place pour le dessert » de nos mamans, que nous apprenons à freiner nos appétits pour parvenir jusqu'au dernier plat.

Quoi qu'il en soit, comme la nature est bien faite, il se trouve que les aliments que nous choisissons nous procurent du plaisir justement parce qu'ils sont peut-être ceux qui couvrent le mieux nos besoins à l'instant où nous les consommons. Le plaisir sensoriel ressenti au moment de l'ingestion est en fait la réalisation d'un plaisir anticipé qui résulte de la réparation du besoin qui a déclenché le choix de l'aliment. Au fil des consommations antérieures, le mangeur a appris les effets que produisait cet aliment sur son organisme. Il les a associés à son goût (aspect, odeur, saveur...). Inconsciemment, le mangeur fait appel à sa mémoire et choisit, en fonction de son état présent, l'aliment nutritionnellement le mieux adapté aux besoins à satisfaire[15]. En fait, quand les prises alimentaires sont sous le contrôle de la régulation, nous ne mangeons pas les aliments parce qu'ils sont bons. Nous les trouvons bons parce que nous en avons besoin et qu'ils nous font du bien[16].

CHAPITRE 3

# Ce qui nous fait grossir, ce qui nous empêche de maigrir

Comme tous les systèmes de l'organisme qui présentent un tel niveau d'efficacité et de complexité, des dérèglements sont à prévoir. Puisque certains grossissent, c'est donc que leur système de régulation n'est pas infaillible ou qu'ils peuvent s'en affranchir.

## Le poids idéal existe-t-il ?

Quel est le point commun entre tous les homéostats de l'organisme ? Tous sont destinés à maintenir une valeur de consigne : la température à 37 °C, la tension artérielle systolique à 140 mm de mercure, le pH sanguin à 7,3, la glycémie autour de 1 g/l, etc. Cette valeur de consigne est parfois appelée *valeur de référence* ou *set-point*. En matière de poids, les nutritionnistes parlent parfois de « poids d'équilibre ». Cependant, le plus souvent, ils ont pris l'habitude d'utiliser le vocable anglais, ce qui fait plus chic. Donc, pour ne pas être en reste, nous conserverons également le terme de *set-point*.

Quelle est la différence majeure entre, par exemple, le thermostat et l'adipostat ? La valeur de consigne du thermostat est pratiquement la même pour tous les individus de l'espèce : elle se situe aux environs de 37 °C. Surtout, tout le monde s'en moque. Personne ne se vexe de ne pas avoir tout à fait ses 37 °C ou de les dépasser un peu. En revanche, la valeur de consigne de l'adipostat est très variable d'un individu à l'autre. De plus, alors que la valeur de consigne du thermostat ne varie pas au cours de la vie, celle de l'adipostat présente, au contraire et le plus souvent, une évolution ascendante. Ce que beaucoup considèrent comme particulièrement fâcheux.

D'un strict point de vue physiologique, il faut considérer le *set-point* comme la quantité de masse grasse régulée par l'organisme. Or celle-ci varie en fonction des âges de la vie. Son développement s'accélère naturellement au cours de deux périodes, l'une après la naissance et l'autre entre 9 et 13 ans.

On peut considérer qu'à la naissance, chaque individu porte dans son code génétique des informations qui influenceront, sans la déterminer complètement, la quantité de masse grasse dont il sera doté au cours de son existence. Peu d'individus sont programmés dès leur naissance pour devenir obèses. D'après les généticiens, seuls 5 % des obésités posséderaient une origine purement génétique. Ce qui ne signifie pas, tant s'en faut, que tous les autres soient programmés pour être minces. La nature n'aime pas la monotonie et, pour la même taille, le poids peut varier du simple au double sans qu'il s'agisse d'une anomalie, mais plutôt d'une simple variation de la norme.

Idéalement, les médecins estiment que la corpulence d'une personne (IMC[1]) devrait se situer entre 20 et 25[2]. Cet intervalle ne correspond en rien à un poids normal. Il est simplement considéré par les assurances comme l'intervalle de poids dans lequel les individus seraient statistiquement les moins exposés à des complications médicales. D'ailleurs, cela ne présente en rien une garantie de santé pour un individu donné.

Pas plus qu'on ne pourrait garantir à un automobiliste qu'il n'aura jamais d'accident s'il respecte la vitesse autorisée ou qu'il en aura obligatoirement s'il la dépasse.

Certaines personnes naturellement maigres peuvent se situer très au-dessous de cet intervalle et posséder un IMC aux environs de 15 à 17. Elles se considèrent sans doute comme des chanceuses qui disposent de la même corpulence que celle des top models et feront, peut-être un jour, la couverture des magazines de mode. D'autres se situent naturellement entre 28 et 30 et sont exhortées à maigrir, autant par leur environnement social que par le milieu médical, et à revenir dans l'intervalle de poids « idéal ». Si bien qu'un poids génétique peut, sans qu'il traduise la moindre anomalie, se situer dans une large fourchette d'IMC comprise entre 15 et 30. Une personne de 1,70 mètre pourrait donc aussi bien peser 43 ou 86 kilos sans qu'il soit permis d'affirmer l'existence d'une quelconque anomalie. Toutefois, statistiquement, c'est aux extrémités qu'il est le plus probable de rencontrer de vraies anomalies. C'est évidemment parmi les personnes les plus maigres ou les plus fortes que la fréquence des troubles du comportement alimentaire ou d'anomalies de la régulation est la plus élevée.

Quoi qu'il en soit, il nous faut admettre que nous sommes tous programmés pour maintenir un certain poids. Que cela nous plaise ou non !

## Où se trouve le poids d'équilibre ?

Le problème du *set-point*, c'est qu'on se doute bien qu'il existe, mais qu'on ne peut pas le mesurer. Ce n'est d'ailleurs pas une situation inédite en médecine. Les médecins n'ont pas attendu d'avoir des thermomètres pour affirmer que leurs patients avaient de la fièvre ! Dans ces conditions, comment savoir si une personne se trouve à son *set-point* ? Reconnaissons que, pour le moment, nous n'avons d'autre moyen pour le déterminer que de nous reporter à ce que nous savons des théories de la régulation. Nous savons, lorsque le système fonctionne, que le fait de respecter les informations émises par le circuit de régulation, en l'occurrence les sensations alimentaires, permet audit système de se maintenir à sa valeur de consigne. Par conséquent, un individu dont le poids est stable et qui s'alimente en respectant ses sensations alimentaires se maintient *a priori* à son *set-point*. Ainsi, *le set-point est le poids que l'on obtient en adoptant un comportement alimentaire normal, c'est-à-dire principalement contrôlé par ses besoins, donc ses sensations alimentaires.*

Quelles sont les conséquences d'une telle approche ? En première approximation, nous pouvons en déduire qu'un individu dont le poids varie ne respecte plus ses sensations alimentaires. Ou bien il grossit parce qu'il mange plus qu'il n'a faim et donc plus que ne le requièrent ses besoins énergétiques. Ou bien il maigrit parce qu'il mange moins qu'il n'a faim et donc insuffisamment pour couvrir ses besoins énergétiques.

Surtout, s'il est possible de forcer le poids à passer au-dessous de son *set-point*, comme y réussissent assez bien ceux qui s'imposent un régime amaigrissant, il n'est pas possible de s'y maintenir sans éprouver durablement la faim. Autrement dit, les personnes qui ne se satisfont pas de leur *set-point* se voient contraintes de manger en permanence moins que leurs sensations de faim si elles désirent maintenir ce nouveau poids. Cela revient tout bonnement à créer de manière volontaire un état de famine pour le reste de leur vie.

On ne s'étonnera pas d'apprendre que peu de gens parviennent à supporter bien longtemps une telle situation, à moins de souffrir d'anorexie. Ce que l'on ne saurait souhaiter à personne… ou presque. Voilà déjà, à l'évidence, une limite à l'efficacité des régimes amaigrissants.

## Grossir : il y a croître et multiplier

En regard du *set-point*, toute prise de poids n'est pourtant pas égale. Affirmer que manger plus que sa faim est le seul moyen de grossir ne constitue, en effet, qu'une approximation. La réalité est plus contrastée. Il nous faut au moins distinguer deux situations dont les conséquences sur l'avenir du poids et de la santé sont radicalement différentes.

En premier lieu, nous devons considérer que le poids et le *set-point* d'un sujet sont deux grandeurs distinctes dont les valeurs tendent généralement à se confondre, mais pas obligatoirement. Ainsi, si un sujet possède un *set-point* à 70 kilos, son poids peut osciller autour de cette valeur, parfois se superposer à elle et parfois très sensiblement la dépasser. Par conséquent, toute variation du poids n'exprime pas forcément une variation du *set-point*.

Par ailleurs, nous devons d'une part différencier les sujets dont le *set-point* est fixé à un niveau élevé. Soit parce qu'il en a toujours été ainsi dès le début de leur vie du fait de leur programme génétique. Soit parce que leur *set-point* s'est élevé au cours de leur existence. Ils avaient peut-être un poids normal dans leur jeune âge, mais présentaient probablement une prédisposition à grossir, pour peu que les circonstances de leur vie le permettent. Affirmer que le *set-point* est génétiquement programmé ne signifie pas qu'il ne puisse plus changer au cours de la vie. Bien des maladies qui apparaissent en milieu ou en fin de vie ont un déterminisme génétique qui ne se manifestait pas jusqu'alors.

D'autre part, il existe des personnes dont le poids s'élève, mais pas leur *set-point*. En réalité, leur poids dépasse leur *set-point*. Celles-là sont programmées pour peser un certain poids qu'elles sont parfois capables de dépasser dans certaines circonstances.

Ainsi, lorsque des personnes grossissent, il nous faut apprendre à distinguer celles dont le poids et le *set-point* ont augmenté de celles dont seul le poids a augmenté tout en conservant le même *set-point*. L'avenir de leur poids et de leur santé sera différent.

## Des histoires de poids

**Set-point élevé dès le début de la vie**

Benjamin est issu d'une longue lignée d'obèses. Ses parents, ses grands-parents, plusieurs de ses oncles et tantes souffrent d'une forte obésité. Dès sa petite enfance, son poids s'est écarté des courbes de corpulence moyenne. Cela a été signalé très tôt par son pédiatre et les médecins scolaires. Ce fut donc un gros bébé, un enfant dodu, un adolescent costaud puis un adulte obèse. Toute sa vie fut émaillée de régimes et autres tentatives amaigrissantes. À aucun moment, il ne se rappelle avoir mangé sans surveiller son alimentation. Ses pertes de poids, obtenues après d'assez longs efforts, étaient souvent minimes, parfois importantes, mais toujours suivies d'une reprise de tout le poids perdu dans des délais généralement très courts. Au bout du compte, son obésité n'a jamais disparu. Elle a même progressivement augmenté.

**Le *set-point* s'élève tout au long de la vie**

Marie-Rose pesait 3,5 kilos quand elle est née. Elle est restée dans la moyenne pondérale jusqu'à la puberté. Il faut bien avouer qu'elle n'a guère apprécié ses premières formes de femme, et surtout de ne plus pouvoir enfiler ses premiers pantalons moulants. Elle s'est mise au régime, « un peu comme tout le monde ». Et elle a plutôt bien maigri. L'ennui, c'est qu'ensuite elle a plutôt bien regrossi, plus qu'elle n'avait maigri, et qu'il était encore plus difficile d'enfiler les pantalons moulants. Elle a donc commencé un nouveau régime, plus efficace que le précédent. Et elle a plutôt bien maigri... Le reste de sa vie est à l'avenant. Elle ne compte plus les régimes qu'elle a faits. Ni le poids qu'elle a pris. Elle est devenue obèse et contemple avec désespoir les photos de sa jeunesse. Où décidément, elle trouve aujourd'hui qu'elle n'était *pas si mal foutue que ça.*

**Le poids augmente, mais pas le *set-point***

Solenne n'a jamais connu de problème de poids. Elle a toujours mangé avec insouciance et n'a jamais souffert du moindre complexe physique. Elle a vécu une enfance plutôt heureuse mais dans une famille peut-être un peu trop stricte. Les sorties, les amusements, les copains n'étaient pas la préoccupation essentielle de ses parents. Son père, issu d'un milieu modeste, avait l'obsession de pousser sa fille le plus loin possible dans les études. Sa mère avait une conception assez simplifiée de l'équilibre alimentaire : pas de sucreries, pas de plats en sauce à la maison. Quand, la première fois, Solenne a quitté le domicile familial pour un séjour linguistique en Australie, elle s'est « lâchée ». Et en a bien profité. À son retour ses parents n'ont pas été terriblement frappés par les progrès accomplis en anglais mais plutôt par les 8 kilos qu'elle avait rapportés. Sans aucun régime, simplement en ne mangeant plus comme s'il fallait rattraper le temps perdu, elle est revenue à son poids initial.

## Comment on devient définitivement « gros »

Les chercheurs ont longtemps pensé que le stock de cellules graisseuses était définitivement constitué dès la petite enfance. Nous savons aujourd'hui qu'il en va autrement et, grâce aux nouvelles connaissances sur la physiologie du tissu adipeux, nous pouvons expliquer les mécanismes aboutissant à l'augmentation du *set-point*.

Nos adipocytes assurent le stockage de nos réserves énergétiques. Lorsqu'une personne consomme plus d'énergie qu'elle n'en dépense (surconsommation), l'énergie excédentaire est automatiquement dirigée vers les cellules graisseuses, dont le volume augmente alors. On désigne ce processus cellulaire par le terme d'hypertrophie adipocytaire. Ce mécanisme est totalement réversible. Il « suffira » que les surconsommations s'interrompent pour que les adipocytes retrouvent leur volume initial et, qu'ainsi, la personne revienne à son poids d'origine. Quand cette personne se pèsera, elle pourra constater sur sa balance l'augmentation de son poids. Mais son *set-point* n'aura pas changé. Son poids aura seulement dépassé son *set-point*.

Imaginons, au contraire, que la personne maintienne ses surconsommations. Le processus hypertrophique atteint alors, plus ou moins rapidement, une limite dans la mesure où la taille des cellules graisseuses ne peut augmenter indéfiniment. Elles finissent après une certaine croissance par atteindre ce que l'on appelle leur taille critique, qu'elles ne peuvent dépasser. Elles deviennent incapables de stocker davantage d'énergie. Il faudra bien à ce moment que l'organisme invente une nouvelle solution pour stocker cette énergie excédentaire qui persiste à affluer. La solution qu'il adopte, c'est la multiplication des adipocytes. Ce processus est désigné par le terme d'hyperplasie adipocytaire et n'est pas réversible ! Les cellules nouvellement apparues ne pourront plus disparaître et s'installeront définitivement dans le tissu adipeux. Le sujet ne possédera plus le même nombre de cellules. Il n'aura plus le même corps. Son *set-point* aura augmenté ! Chez ces personnes, tout kilo pris sera un kilo définitivement installé !

Leur système sera désormais conçu pour défendre obsessionnellement une nouvelle valeur de consigne.

## L'effet yo-yo

Il est naturellement possible, malgré la difficulté et à l'aide d'un régime amaigrissant, de faire passer son poids au-dessous son *set-point*. On ressentira bien un peu la faim, mais avec quelques stratagèmes alimentaires et un bel enthousiasme, on pourra bien la supporter quelque temps. Mais ensuite, quand les kilos reviendront, et en plus grand nombre, comment savoir si la croissance du tissu adipeux s'effectuera de façon hypertrophique ou hyperplasique ?

Les risques d'un effet rebond et d'une croissance sur le mode hyperplasique sont loin d'être négligeables. Ce qui ne manquerait pas d'aggraver tous les facteurs qui, à tort ou à raison, avaient motivé la perte de poids.

C'est bien souvent la répétition d'un trop grand nombre de régimes suivis d'un effet rebond « hyperplasique » qui aboutit à la constitution de surpoids ou d'obésités irréversibles. Ce phénomène porte le nom d'effet yo-yo. Il se traduit par une évolution ascendante du poids au cours de la vie malgré des efforts d'amaigrissement de plus en plus importants et infructueux.

Cette description de la physiologie des adipocytes est trop simple pour être vraiment juste. La réalité, comme toujours, est plus complexe. En fait, l'augmentation du poids résulte presque toujours de la participation des deux processus qui se mobilisent généralement en même temps et dans des proportions très variées. Ainsi, la prise de poids peut être totalement consécutive aux processus hypertrophiques ou totalement consécutive aux processus hyperplasiques. Le plus souvent, il s'agit davantage d'une combinaison des deux processus qui s'effectuera dans des proportions inconnues. Pour dire nettement les choses, lors d'une prise de poids, celui-ci augmente en partie du fait de processus réversibles et en partie du fait de processus irréversibles. Sans que l'on puisse dire à l'avance quelle est la part de l'un ou celle de l'autre. Par conséquent, il est impossible et malhonnête d'affirmer à une personne qui a pris du poids qu'il lui sera possible de revenir à son poids initial ! Mais il est vrai que les promesses n'engagent que ceux qui les reçoivent.

Il est important de comprendre que cette physiologie nous met en présence de deux maladies radicalement différentes. Dans le cas d'une croissance hypertrophique du tissu adipeux, l'obstacle à la perte de poids n'est constitué « que » par la cause des surconsommations alimentaires. Nous sommes face à une maladie du comportement. Il suffit, si je puis dire, de découvrir les causes de ces surconsommations et de travailler à les résoudre. Même si la tâche est ardue, les chances de modifier cette situation existent.

Dans le cas d'une croissance hyperplasique du tissu adipeux, l'obstacle à la perte de poids devient le corps lui-même. Nous sommes cette fois face à une maladie organique où le corps lui-même ne peut plus maigrir. Car la vérité impose de dire qu'à l'heure actuelle la médecine ne dispose d'aucun moyen de faire baisser le *set-point* ou de maintenir durablement une personne au-dessous de son *set-point*.

Il nous faut donc admettre l'obésité comme la somme de deux maladies qui prennent le mangeur en tenaille : une maladie du comportement qui le fait grossir et une maladie du tissu adipeux qui l'empêche de maigrir !

Dans cette deuxième configuration, il peut arriver que le *set-point* se situe à un niveau si élevé qu'il entraîne de dangereuses complications médicales et chirurgicales. Il faut malheureusement confirmer que ce n'est pas parce qu'une personne est obèse qu'elle ne se trouve pas à son *set-point*. La croissance du tissu adipeux prend parfois des dimensions si exubérantes qu'elle peut même aboutir à des obésités morbides.

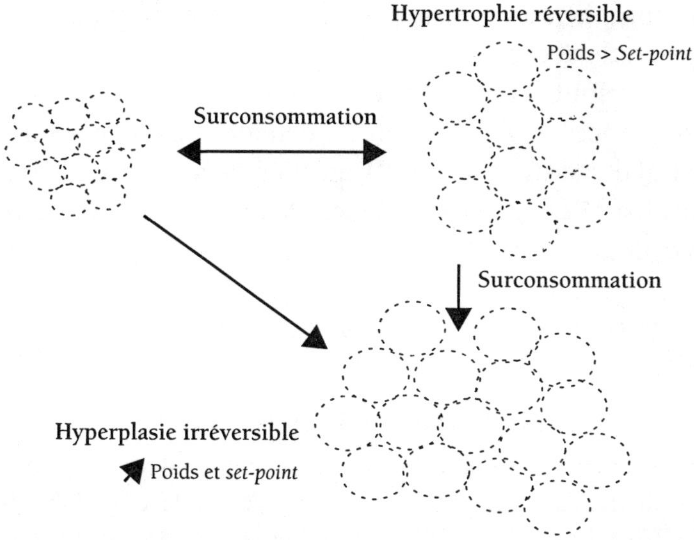


Le fait qu'une personne souffre, même dramatiquement, des complications de son obésité n'autorise en aucun cas à conclure que son poids actuel n'est pas son *set-point*. Cela s'appelle la maladie !

Il est fréquent que certains patients me soient adressés par leur chirurgien, leur cardiologue, leur rhumatologue dans le but de maigrir pour corriger des complications métaboliques, cardio-respiratoires ou articulaires : « Mon cardiologue a dit qu'il fallait que je perde 15 kilos pour faire baisser ma tension. » « Si je ne perds pas 20 kilos, mon chirurgien refuse de m'opérer. » Ces ultimatums médicaux n'ont d'autre effet que d'augmenter la détresse des patients et ne changent malheureusement rien à la vérité : *seules pourront maigrir durablement les personnes qui ont dépassé leur set-point* ! Le poids qu'elles perdront dépendra de la valeur de leur nouveau *set-point*. Et cette perte de poids ne sera pas toujours suffisante pour améliorer significativement leur état de santé.

Dans leur désespoir, nos patients ne peuvent admettre que leurs complications résultent d'une situation irrémédiable. Ils ne peuvent accepter qu'il est normal d'avoir un tel poids et autant de souffrance. La vérité, plus cruelle, est que toutes ces conséquences sont devenues normales dans le cadre d'une maladie du tissu adipeux. Et qu'elles ne sont anormales que si l'on considère les maladies elles-mêmes comme des situations anormales.

### Obésité, diabète et hypertension

Pour mieux comprendre ce phénomène, il est possible de comparer la situation des obèses avec celle des diabétiques ou des hypertendus. La glycémie aussi est une grandeur réglée, dont la valeur de consigne se situe aux environs de 1 gramme par litre. Lorsque celle-ci se dérègle et atteint un certain niveau, elle provoque un diabète. Il arrive parfois que la nouvelle valeur de consigne atteigne des niveaux très élevés, au-delà de plusieurs grammes par litre. Pourtant, dans leur malheur, les diabétiques ont une chance. La médecine dispose pour ces malades de médicaments, notamment les insulines, qui forcent la glycémie à se maintenir au-dessous de sa nouvelle valeur de consigne. On peut, grâce à ces traitements, contenir la glycémie à un niveau compatible avec une bonne santé. Il est évident qu'il ne s'agira pas d'une guérison et que l'interruption du traitement se solderait aussitôt par le retour de la glycémie à des niveaux pathologiques.
Il arrive parfois, malgré les traitements habituellement efficaces, que la glycémie ne soit pas maîtrisée et entraîne les redoutables complications du diabète. Mais dira-t-on pour autant que la présence de ces complications prouve qu'il est impossible que cette personne soit désormais programmée pour avoir une glycémie à 3 grammes par litre ?

De la même manière, nous disposons d'autres médicaments pour soigner l'hypertension, l'hypercholestérolémie, l'hyperthyroïdie... qui permettent aux malades de se maintenir sans effort au-dessous d'une nouvelle valeur de consigne qui serait délétère pour leur santé. Mais là encore, il peut arriver que la situation échappe aux traitements et que les complications apparaissent.
Dans le cas de l'obésité, aucun médicament aussi efficace n'existe aujourd'hui.

## Ce que surconsommer veut dire

À la lumière de cette physiologie du tissu adipeux, nous comprenons mieux les mécanismes cachés de la prise de poids. Mais pour survenir, celle-ci impose, le plus souvent, l'existence de surconsommations qui conduiront l'organisme à trouver des solutions de stockage pour une énergie qu'il ne peut dépenser.

Physiologiquement, surconsommer se définit assez simplement par le seul fait de créer un bilan énergétique positif en consommant plus d'énergie que l'organisme ne peut en dépenser. Autrement dit, surconsommer consiste à manger plus que ses besoins ou encore à *trop* manger.

Rien dans cette définition ne concerne l'aspect qualitatif des calories consommées en excès. Il est en effet nécessaire de préciser que toute calorie consommée en plus des besoins, quelle que soit sa nature, glucidique ou lipidique, peut entraîner une prise de poids. Cette précision qui semble tellement aller de soi – et que beaucoup, à ce stade de notre raisonnement, jugeront inutile – prendra plus loin une importance déterminante.

Nous venons de traverser deux décennies placées sous le règne des régimes sans graisse. Les recommandations de santé publique continuent à préconiser la limitation des graisses dans la prévention du surpoids. Et c'est seulement tout récemment que le professeur Bernard Guy-Grand qui dirige la revue de la Société française de nutrition a reconnu que c'était peut-être une erreur. Il n'est pas totalement légitime, selon lui, d'imputer sans réserve au pourcentage moyen des calories lipidiques un rôle majeur dans l'« épidémie d'obésité ». L'apport calorique global, quelle qu'en soit l'origine, semble bien plus en cause[3].

Ainsi, répétons-le encore plus nettement, les surconsommations responsables de la prise de poids ne consistent ni à manger trop gras ni à manger trop sucré, mais seulement à manger trop de calories. Surconsommer, avons-nous dit, n'est pas autre chose que de manger plus que ses besoins. De cette définition et à partir du modèle cybernétique de l'homéostasie énergétique, nous pouvons déduire deux types de perturbations selon qu'elles toucheront préférentiellement le comportement du mangeur ou son système de régulation.

### ➤ *Grossir en ne respectant pas sa faim*

Pour maintenir son homéostasie énergétique, le mangeur doit naturellement recevoir de son organisme des informations qui le renseignent sur la nature et l'intensité de ses besoins. Cependant, le fait de recevoir de bonnes informations ne suffit pas à garantir le maintien de l'homéostasie. Encore faudra-t-il que le mangeur respecte ses sensations alimentaires.

Les premières perturbations se situent donc au niveau du comportement du mangeur : ce n'est pas parce que le mangeur a faim qu'il mange ou parce qu'il n'a pas faim qu'il ne mange pas.

Nous avons la chance historique de ne plus être très souvent confrontés à la première situation. Hormis les personnes qui suivent un régime amaigrissant ou celles qui présentent des troubles psychiatriques graves, la plupart des gens dans notre pays mangent à leur faim. Le problème des plus démunis porte davantage sur la qualité et le choix de la nourriture que sur la quantité. En vérité, nous sommes bien plus souvent confrontés à la seconde situation : nous mangeons souvent sans faim ! Et, bien sûr, quand ces surconsommations ne seront pas compensées, elles pourront aboutir à des prises de poids.

Voilà donc une première anomalie qui consiste à ne pas respecter les informations produites par nos systèmes de régulation, à ne pas respecter notre faim. Quelles qu'en soient les raisons.

Cependant, nous dépassons tous notre faim dans de nombreuses occasions et, fort heureusement, nous ne grossissons pas tous pour autant. Si manger trop est une condition nécessaire à la prise de poids, elle semble néanmoins insuffisante. Car bien sûr, pour que les surconsommations se traduisent par une prise de poids, il faut aussi qu'elles ne soient pas compensées par une réduction ultérieure des prises alimentaires. C'est seulement l'accumulation de prises alimentaires en excès sur une durée prolongée qui peut empêcher le système de régulation de se stabiliser de nouveau à son *set-point*.

## Les fêtes… et après

En fin d'année, durant les périodes de fêtes beaucoup d'entre nous multiplient les bons repas et prennent un peu de poids. Nous savons que nous ne respectons pas notre faim. Mais, après tout, c'est jour de fête et la fête, c'est toujours de l'excès. Sinon ce n'est pas vraiment la fête. Dans ce cas, comme l'on s'y attend, le système réagira ultérieurement en réduisant les sensations de faim. Et ce, dans le but de rétablir le niveau des apports alimentaires à une valeur compatible avec le *set-point*. Nous constatons souvent après plusieurs jours d'agapes que nous sommes plus volontiers attirés par les tisanes et les bouillons, ou tout au moins par des plats plus légers. Supposons maintenant que, malgré les indications du système, ces apports soient maintenus durablement élevés et ne diminuent pas comme ils le devraient sous l'influence de l'adipostat. Soit que nous enchaînions avec la galette des Rois, soit que d'autres raisons, comme des émotions par exemple, nous poussent à manger régulièrement plus qu'à notre faim. Dans ce cas, la régulation ne peut plus se produire et nous nous maintiendrons à un poids supérieur à notre *set-point*. Jusqu'à ce que les apports alimentaires s'ajustent de nouveau à notre niveau de faim et nous permettent de revenir à notre *set-point*.

• Au plan clinique, le mangeur est en situation de surconsommation. Il mange plus qu'il n'a faim. Consciemment ou non. Pratiquement, cela signifie qu'il commence à manger alors qu'il n'a pas faim ou qu'il continue à manger alors qu'il n'a plus faim.

• Au plan métabolique, les apports énergétiques dépassent les besoins. Ce qui se traduit par une situation de stockage de l'excédent.

• Au plan homéostatique, l'adipostat est opérationnel, mais n'est pas en mesure de faire face à une perturbation trop importante d'une grandeur d'entrée. Ses capacités de régulation sont saturées.

### ➤ *Grossir en respectant sa faim*

Une autre situation est possible. Les surconsommations peuvent aussi être consécutives à une augmentation des sensations de faim ! Dans ce cas, le mangeur respecte bien ses sensations alimentaires, mais celles-ci lui enjoignent de manger plus. Un peu comme un navigateur qui suivrait sans méfiance les mauvaises indications d'une boussole qui ne saurait plus donner le nord. Il s'agirait dans ce cas d'une anomalie de son système de régulation énergétique.

Il arrive par exemple que des régions du cerveau qui contrôlent la faim soient affectées par une tumeur, une opération ou un traumatisme. J'ai eu l'occasion de rencontrer un jeune patient qui avait dû subir l'ablation d'une tumeur bénigne située à proximité de son hypothalamus. Le chirurgien n'avait malheureusement pas pu éviter de léser une petite partie de cette zone qui contrôle la faim et la satiété. Après l'opération, le jeune garçon prit du poids d'une manière spectaculaire. Il éprouvait des faims dévorantes qui le conduisaient à engloutir sans répit et sans jamais se rassasier. Au point que ses parents avaient été contraints de mettre la nourriture de la maison sous clé. Car il lui arrivait même de se lever la nuit pour calmer ses faims inextinguibles.

Plusieurs familles de médicaments sont connues pour entraîner parfois des prises de poids : certains neuroleptiques, certains antidépresseurs, les corticoïdes à fortes doses, les bêtabloquants, certaines chimiothérapies anticancéreuses, notamment dans les cancers du sein, les traitements hormonaux contre la stérilité… Les mécanismes en cause ne sont pas toujours les mêmes. Mais bien souvent on constate une augmentation des sensations de faim.

Là encore, je me souviens d'une patiente qui me consultait après une prise de poids sous neuroleptiques. Il s'agissait d'une jeune femme naturellement très mince qui n'avait jamais fait d'effort pour contrôler son poids. Elle avait brutalement été victime d'épisodes délirants qui avaient imposé un traitement aux effets secondaires bien connus sur le poids. Elle décrivait une faim immense qui l'obligeait à manger comme jamais et avait entraîné un surpoids de 20 kilos. Désespérée, elle avait d'elle-même interrompu son traitement. Sa faim s'était calmée et très vite sans effort, ni régime, elle avait presque reperdu tout le poids en trop. Malheureusement, les crises n'avaient pas tardé à réapparaître et à imposer une reprise du traitement avec les mêmes effets secondaires.

L'arrêt du tabac est aussi connu pour favoriser des prises de poids, notamment en réduisant les dépenses de l'organisme et en augmentant les sensations de faim. J'ai moi-même arrêté de fumer. Et je me rappelle les fringales colossales qui m'obligeaient à quitter mon bureau presque en courant pour aller chercher de la nourriture.

Il est évident que les circonstances de la vie dans lesquelles sont impliqués d'importants changements neurohormonaux, comme la puberté, la grossesse ou la ménopause, sont également des périodes où peuvent s'effectuer des changements notables de statut pondéral. De nombreuses femmes situent le début de leurs problèmes de poids au moment de ces carrefours hormonaux. Bien qu'il soit difficile de démêler les facteurs psychologiques de la participation hormonale, il reste à peu près certain que cette dernière n'est pas innocente.

## Peut-on grossir sans manger plus ?

**Les effets du stress**

Certains patients assurent avec entêtement qu'ils ont grossi à la suite d'un choc psychologique sans avoir changé en rien leurs habitudes alimentaires. Longtemps, les spécialistes sont restés sceptiques sur cette possibilité de grossir sans augmenter ses prises alimentaires et n'ont pas voulu prêter grande attention à ces déclarations. D'autant qu'il est aujourd'hui bien connu qu'il est très difficile d'autoévaluer ses apports caloriques. Nous savons que les personnes qui surveillent leur poids et leur alimentation ont une forte tendance, sans même en avoir conscience, à sous-évaluer leurs apports, parfois même jusqu'à 50 ou 80 % de la réalité.

Mais des études récentes ont permis de comprendre que certaines d'entre elles ne devaient pas toujours se tromper. On soupçonne fortement que sous l'effet du stress, certaines hormones, comme le cortisol, activent les processus hyperplasiques, notamment au niveau abdominal, ou diminuent les dépenses de l'organisme. Il serait donc possible, dans certains cas, de grossir sans manger plus[4].

**Les modifications de la flore intestinale**

Une étude très récente publiée dans une revue scientifique sérieuse a montré qu'un déséquilibre de la flore intestinale pouvait, chez les souris, aboutir à des prises de poids. Ceci s'expliquerait par une modification du rendement énergétique des aliments. Les mêmes aliments produiraient en quelque sorte plus d'énergie[5].

**L'action du tissu osseux**

Le professeur Gérard Karsenty, de l'Université Columbia de New York, a récemment découvert que le tissu osseux pouvait sécréter une hormone, l'ostéocalcine, qui agissait sur l'homéostasie énergétique et glycémique. Les souris présentant une forte activité ostéocalcine sont capables de rester minces et ne deviennent pas diabétiques, même avec des régimes hypercaloriques riches en graisse. Pour le professeur Karsenty, la diminution de la masse osseuse et de la sécrétion de l'ostéocalcine pourrait expliquer l'augmentation du poids en vieillissant.

**La théorie des oméga-3[6]**

Il est difficile de ne pas évoquer aujourd'hui le problème de l'agriculture intensive et ses conséquences sur notre consommation d'oméga-3 et oméga-6. Il s'agit d'acides gras polyinsaturés que notre organisme ne sait pas fabriquer et que nous apporte l'alimentation. On les trouve dans l'huile de colza, dans la chair des viandes et des poissons, dans le lait

et ses dérivés... Pour être en bonne santé, il faudrait consommer environ 2 grammes par jour d'oméga-3 et 5 fois plus d'oméga-6. Or nous consommons plutôt 0,5 à 1 gramme par jour d'oméga-3 et presque 20 fois plus d'oméga-6. Ce déséquilibre s'explique par l'évolution de nos techniques d'élevage. Les animaux issus des élevages intensifs et nourris avec des tourteaux de soja ou de maïs auront une viande, un lait, des œufs beaucoup plus riches en oméga-3 que ceux nourris plus naturellement, en élevage extensif ou ayant été supplémentés avec des graines riches en oméga-3.
Or, d'après certains chercheurs, ce déséquilibre se retrouverait jusque dans le lait maternel et influencerait fâcheusement le développement du tissu adipeux. Il favoriserait la multiplication des adipocytes et occasionnerait par conséquent des prises de poids irréversibles. Pour ces chercheurs, on expliquerait ainsi l'épidémie de l'obésité infantile. À l'heure où j'écris ces lignes, il est probable que le conditionnel ne soit plus de mise. Certains producteurs en sont déjà à modifier leur technique d'élevage et, en attendant que les effets s'en fassent sentir, les chercheurs préconisent à titre préventif une supplémentation individuelle en oméga-3.

On grossit donc en augmentant ses apports alimentaires soit en dépassant sa faim, soit en étant trompé par des sensations de faim qui ont augmenté. Dans certains cas plus rares, il est également possible de grossir sans augmenter ses apports alimentaires. Cependant, dans la plupart des cas, c'est sans conteste manger sans faim, consciemment ou non, qui explique la prise de poids.

## Pourquoi nous surconsommons

Selon la théorie classique de l'obésité, les causes de l'épidémie seraient dues à une augmentation de la consommation de lipides et à une augmentation de la sédentarité. À tout problème complexe, disait Petr Skrabanek[7], il existe une réponse simple, directe et… fausse. Dans ce cas, la réponse simple mais classique consiste à dire qu'il suffit de manger moins gras et d'augmenter notre activité physique pour enrayer l'épidémie.

Les théories de la régulation ainsi que les connaissances récentes sur les relations entre les nutriments et le surpoids n'autorisent plus à se contenter de ces réponses. Elles incriminent essentiellement les surconsommations alimentaires et imposent de s'interroger sur leurs causes. Or celles-ci sont probablement multiples et certainement aucune à elle seule ne suffirait à expliquer le phénomène épidémique qu'il vaut mieux envisager comme la conséquence d'une convergence de plusieurs causes simultanées. Aussi, voici à mon sens une courte liste non exhaustive des principales causes de surconsommation.

### ➤ *Insatisfaction corporelle et comportement de restriction*

Nous disposons de suffisamment d'éléments pour affirmer que les Français, mais ce n'est pas une spécialité nationale, ne sont pas satisfaits de leur poids. Ils se plaignent d'être un peu trop gros à leur goût. Ainsi, la Française moyenne mesure 164 centimètres, pèse 63,3 kilos et considère qu'elle a 5,6 kilos à perdre. Son poids idéal se situerait à 57,7 kilos[8]. Une enquête de l'IFOP réalisée en 1979 montrait que 32 % des Français se trouvaient « plutôt trop gros ». En 1998, dans une enquête de la Sofres, les chiffres avaient atteint 68 %. Ils ont probablement encore augmenté en 2008.

Il est intéressant de les rapprocher de ceux de l'obésité et du surpoids, qui se situent respectivement à 11 et 30 %. On constate alors que les personnes insatisfaites de leur poids sont bien plus nombreuses que celles qui sont véritablement obèses ou en surpoids. Le sentiment d'être gros a donc peu à voir avec la réalité des corps. Au point que même les minces se voient trop gros[9]. Une étude, certes ancienne, réalisée sur 33 000 lectrices du magazine *Glamour*, montrait déjà que 75 % des personnes interrogées se jugeaient trop grosses. Et pourtant, d'après les normes des compagnies d'assurances, 25 % seulement étaient au-dessus du poids souhaitable pour leur taille et leur âge. Le plus frappant était que 45 % des plus maigres se trouvaient encore trop grosses. Et 66 % rapportaient que, souvent, elles voulaient se mettre au régime pour maigrir.

Plus grave, le même mal-être corporel semble avoir gagné nos enfants. Les études conduites sur des classes d'enfants de 9 ans indiquaient que les filles auraient souhaité être plus minces de 15 % par rapport au poids moyen de la classe[10]. D'autres, menées sur des enfants de 11 ans, indiquaient que le tiers d'entre eux exprimait un sentiment de mécontentement envers leur image corporelle et désirerait un corps différent et plus mince[11].

À titre de comparaison, il est assez édifiant de comparer le poids de quelques top models avec les moyennes pondérales des Françaises. J'avais déjà relevé en 1998 quelques exemples qui, au nom près des personnes, ne semblent rien avoir perdu de leur actualité[12]. On découvre ainsi que certaines de ces jeunes femmes, qui symbolisent, aujourd'hui, pour toutes les adolescentes, le corps de rêve auquel elles souhaiteraient ressembler, possèdent, en fait, une corpulence hors normes qui les fait entrer dans la catégorie de l'extrême maigreur.

En élevant sa taille au carré et en la multipliant par 18[13], chacun pourra ainsi calculer le poids qu'il lui faudrait atteindre

| | Taille (mètre) | Poids (kilo) | IMC |
|---|---|---|---|
| Kate Moss | 1,70 | 44 | 15,22 |
| Trish Goss | 1,75 | 47 | 15,34 |
| Jodie Kidd | 1,88 | 57 | 16,12 |
| Stella Tenant | 1,83 | 50 | 14,93 |

s'il souhaitait aspirer à une carrière de mannequin. Ainsi, une femme française de taille moyenne (1,64 mètre) devra peser : 1,64 × 1,64 × 18, soit 48,4 kilos. Avis aux amateurs !

Dans ce contexte d'insatisfaction générale et de phobie du surpoids, chacun cherche à maigrir ou, comme on dit aujourd'hui, « fait attention » à ne pas grossir. En 2001, un sondage Louis Harris-*Santé magazine* donnait une idée de la pratique des régimes dans notre pays. Quand on demandait aux gens s'ils faisaient ou avaient déjà fait des régimes, 30 % répondaient positivement. Mais si l'on ajoutait ceux « qui ne font pas de régime mais qui font attention à leur poids », on obtenait 75 % de réponses positives.

Dans une étude présentée, lors d'un colloque intitulé *Corps de femmes sous influence,* par Estelle Masson, maître de conférences en psychologie sociale, 55 % des femmes déclaraient avoir une expérience des régimes. Les femmes qui faisaient simplement attention n'avaient pas été comptabilisées. Estelle Masson remarquait que les femmes âgées de 50-60 ans avaient suivi sept régimes au cours de leur vie, alors que celles âgées de 18-24 ans en avaient déjà effectué quatre. Elle soulignait ainsi que la pratique des régimes se généralisait dans les jeunes générations.

Une enquête[14] menée sur des élèves âgés de 11 à 15 ans dans trente-trois pays du monde montrait que 37 % des filles de 11 ans avaient déjà fait un régime ou souhaitaient en faire un. Elles étaient 47 % à 13 ans et 55 % à 15 ans. Les très jeunes générations sont donc tout autant concernées par la pratique des régimes que leurs aînées.

Dans l'ensemble, on s'accorde à admettre qu'environ 70 % de la population fait attention à ce qu'elle mange dans le but de maigrir ou de ne pas grossir. Ce qui est assez cohérent avec les 70 % de personnes insatisfaites de leur corpulence.

Or, en s'imposant un contrôle mental de leur comportement alimentaire, la plupart des candidats à l'amaigrissement désorganisent leur système de régulation et développent des troubles du comportement alimentaire qui aboutissent à des surconsommations à l'origine d'un rebond pondéral. Si celui-ci s'effectue sur un mode hyperplasique, la prise de poids ne fera généralement que renforcer la motivation à poursuivre des régimes amaigrissants de plus en plus restrictifs durant des périodes de plus en plus en longues.

### ➤ *L'impulsivité alimentaire*

Bien des personnes en difficulté avec leur poids ou leur image se caractérisent par leur impulsivité alimentaire : elles expriment un besoin irrésistible de manger lorsqu'elles éprouvent des émotions désagréables. Ce n'est pas la faim qui les motive, mais le désir de faire cesser ou d'atténuer un état psychologique pénible. On ne peut qu'être frappé par l'histoire pondérale de nos patients, leur prise de poids coïncide toujours, les exceptions sont rares, avec des difficultés de vie ou en tout cas avec des événements qui ont généré des tensions psychologiques. Dans ces moments-là, ils ont utilisé des aliments pour contrôler leurs émotions.

J'accorde à ce mécanisme une importance essentielle dans la question de l'obésité, dans la mesure où il intervient aussi bien en tant que facteur déclenchant de la prise de poids et en tant que facteur d'entretien. Ce mécanisme présente à mes yeux une telle importance que nous lui consacrerons un développement complet dans les pages qui suivront.

Pour le moment, je voudrais attirer l'attention sur deux points particuliers. En premier lieu, face à l'ampleur du phénomène, comment expliquer qu'autant de personnes utilisent la nourriture pour faire face à leurs émotions ?

Pourquoi une personne « choisit »-elle de manger plutôt que de fumer ou de boire ? Comme l'expliquait Jean Bergeret[15], tout cela n'est peut-être dû qu'au hasard d'une rencontre entre une personne, un produit et un environnement. En revanche, pourquoi sont-ils si nombreux, de plus en plus nombreux, à recourir à ce moyen ?

Tout simplement, ils n'ont pas le choix. Ou plutôt ils ont moins le choix depuis dix ou quinze ans. Il fut un temps où l'on pouvait calmer ses petites contrariétés en grillant une cigarette, en sirotant un petit verre, en dévorant une tablette de chocolat, en roulant à tombeau ouvert et sans ceinture de sécurité tout le long du périphérique. On pouvait même impunément agresser sa femme, son mari, ses enfants, ses collègues, ses subalternes... Aujourd'hui, tout cela est devenu illicite et fait passer pour un délinquant. Que reste-t-il à se mettre sous la dent ? La nourriture ! C'est facile d'accès, peu cher, (encore) légal et pas trop mal vu si, en contrepartie, on montre qu'on suit un régime. On se rabat donc sur les seuls moyens qui soient encore licites. Et comme les choix se restreignent, les pathologies qui en découlent deviennent moins variées et plus massives. Dans *Une femme peut en cacher une autre*, Eddy Mitchell arrête le tabac et se met, dit-il, à fumer des pommes. Dans l'inventaire qu'il fait des causes de l'obésité aux États-Unis, l'historien Peter Stearns explique la prise de poids plus importante des Américains par le fait, entre autres, qu'ils se sont montrés beaucoup plus zélés que les Français dans la lutte contre le tabagisme[16]. Abstraction faite, naturellement, de l'effet pharmacologique de la nicotine sur l'équilibre pondéral.

Le second point sur lequel je voudrais insister est la polémique concernant la relation entre l'obésité et le niveau des revenus. Les nutritionnistes interprètent cette relation en expliquant que les personnes aux plus bas revenus n'ont pas les moyens économiques de manger suffisamment de légumes, ce qui expliquerait leur surpoids.

Si seulement les choses pouvaient être aussi simples ! Malheureusement, même si les légumes étaient vendus moins cher ou même distribués gratuitement, c'est encore parmi les personnes les moins favorisées que l'on trouverait le plus d'obèses. L'explication est à rechercher ailleurs.

Car c'est aussi dans ces catégories de la population que l'on trouve le plus de tabagisme, d'alcoolisme, de toxicomanie, de dépression, de maladies de toutes sortes et finalement l'espérance de vie la plus courte. Mais pourquoi les « pauvres », qui ont assez d'argent pour acheter les cigarettes, qui font les cancers du poumon, en manquent-ils dès qu'il s'agit d'acheter les légumes qui protègent de l'obésité ? Parce que c'est là où la vie est la plus dure, là où il y a plus de malheur, là où les émotions sont les plus pénibles que l'on peut être le plus tenté de chercher un moyen de se consoler. Au bout du compte, la meilleure façon de lutter contre l'obésité des pauvres, ne serait-ce pas tout simplement de les enrichir et de leur permettre une existence moins difficile ? C'est aussi ce que pense Claude Fischler, qui considère qu'inciter « les obèses pauvres à perdre du poids en consommant des aliments plus nutritionnellement corrects revient en un sens à leur prescrire de s'enrichir et de changer de classe sociale[17] ».

### ➤ *Le souci de « bien manger »*

Longtemps le contrôle mental du comportement alimentaire est resté l'apanage d'une recherche de minceur. Aujourd'hui, la recherche d'une santé améliorée par l'alimentation est devenue un motif presque aussi important de se surveiller... ou même de surveiller les autres. Si le poids et la santé peuvent constituer de saines préoccupations quand elles sont mesurées, elles peuvent facilement devenir de vrais motifs de souffrance quand elles prennent une allure irrationnelle et obsessionnelle.

Pour faire face à une double demande, d'une part la prolifération des discours nutritionnels fantaisistes et d'autre part l'épidémie d'obésité et la prévention des maladies nutritionnelles, les pouvoirs publics ont pris l'initiative en 2001 de lancer le Programme national nutrition santé (PNNS), dans le but de faire connaître aux Français la meilleure façon de se nourrir. Ce faisant, sans vraiment en mesurer les conséquences, sans tenir compte des études d'évaluation des régimes, les responsables de ce plan ont décidé de généraliser à l'ensemble de la population française des méthodes dont on sait depuis longtemps qu'elles ont déjà échoué sur des populations plus réduites. Comment le simple fait d'étendre une expérience ratée sur quelques centaines de milliers de vétérans des régimes à quelques dizaines de millions de novices aura-t-elle plus de chances de nous faire espérer de meilleurs résultats ?

L'inventaire détaillé des points critiquables de ce programme serait fastidieux. Voici, par rapport à l'obésité et à la prévention du surpoids, les principaux problèmes qu'il soulève. En premier lieu, il introduit plus de confusions là où pourtant il n'en manquait pas.

## Confusion entre les malades et les biens portants

Le PNNS se propose, grâce aux mesures qu'il préconise, de faire maigrir 20 % de la population obèse. Les mêmes conseils sont pourtant adressés à tous, quel que soit leur poids. Il n'existe aucune distinction entre ceux qui n'ont pas de problème de poids et les autres. Tous devront suivre le plan. En mangeant tous de la même façon, les gros maigriront, les maigres grossiront et les ni-gros-ni-maigres resteront où ils sont.

## Confusion entre l'obésité et les maladies nutritionnelles

Selon le PNNS, manger équilibré devrait tout régler. On fera maigrir les gros, on empêchera les minces de grossir et tout le monde sera en bonne santé. On évitera les cancers, les maladies cardio-vasculaires, l'ostéoporose... Sans doute est-ce en partie vrai pour les maladies nutritionnelles, mais nulle part il est précisé que pour maigrir il faut surtout surveiller la quantité globale de nourriture. Au contraire, l'opprobre est jeté sur certaines catégories d'aliments, les gras et les sucrés. Tandis qu'il est fortement conseillé de ne pas se limiter sur tous les autres.

## Confusion entre les individus et les populations

Le PNNS adresse les mêmes conseils à des millions de personnes. À tous, il est recommandé de manger cinq fruits et légumes par jour, trois laitages par jour, un féculent à tous les repas, de la viande au moins une fois par jour... Comment penser que tous les Français ont les mêmes besoins ? Certes, les conseils prodigués par le PNNS permettraient de prévoir les achats pour une collectivité, mais ils deviennent inopérants dès lors qu'il s'agit de satisfaire ses propres besoins ou ceux de sa famille, de ses enfants...

Il est même probable qu'un certain nombre de personnes dont les besoins énergétiques sont peu importants non seulement couvriront mal leurs besoins, mais aussi grossiront si elles suivent à la lettre ces conseils qui les incitent à manger des quantités de nourritures inappropriées pour elles.

En second lieu, les conséquences d'un tel programme sur les comportements alimentaires et le surpoids sont malheureusement prévisibles et risquent de produire le contraire des effets espérés.

• *Même si les promoteurs du programme s'en défendent* et jurent leurs grands dieux que telle n'est pas leur intention, les mesures et les slogans qui ont envahi nos écrans de télévision et notre vie quotidienne ne pourront que renforcer la défiance à l'égard des aliments gras et sucrés. Il est bien évident que cette responsabilité qu'on leur attribue dans les causes de l'obésité ne peut qu'aboutir à leur diabolisation. Rappelons que les preuves de cette responsabilité n'existent toujours pas et que leur réduction dans l'alimentation n'entraîne pas systématiquement une diminution du poids. Il arrive même qu'elle soit associée à des prises de poids comme on le voit dans certaines populations. Les Américains ont réduit leur consommation de lipides de 42 à 38 % en même temps qu'ils ont vu la prévalence de l'obésité presque doubler.

De façon plus ou moins prononcée, selon que l'on sera plus ou moins préoccupé de son poids ou de sa santé, cette diabolisation finit par assimiler le gras et le sucré à des substances nocives, impropres à la consommation. Et c'est là qu'intervient la fameuse loi de contagion qui dit que lorsque deux substances entrent en contact certaines de leurs propriétés se transfèrent de l'une à l'autre, rendant toute tentative de dosage extrêmement périlleuse. Chaque aliment contaminé par le gras ou le sucré devient un aliment compliqué dont la consommation désorganise nos processus de rassasiement qui supposent à la fois le soulagement de la faim et l'apparition d'un sentiment de satisfaction. Or l'anxiété ou la culpabilité avec laquelle certains aliments sont de plus en plus souvent consommés empêche que cette satisfaction soit éprouvée et aboutit à prolonger l'acte alimentaire au-delà de la satiété et donc des besoins énergétiques, conduisant ainsi à une augmentation du risque de surpoids.

• *La relation que nous entretenons avec nos aliments détermine* aussi ce que nous pensons de ceux qui les mangent. C'est le fameux « Je suis ce que je mange » que chacun connaît.

Si les aliments gras et sucrés sont responsables de l'obésité, les personnes en surpoids qui en consomment, en toute connaissance de cause, ne sont-elles pas des irresponsables qui n'auront eu que ce qu'elles méritent ? Ne les avait-on pas prévenues ? De là à penser que tous les gros n'ont que ce qu'ils méritent, il y a un pas que nos sociétés occidentales ont franchi sans trop de complexes. Les travaux des sociologues ont bien montré que les obèses étaient jugés comme des êtres mous, faibles, sans discipline ni volonté. Ils sont considérés comme des personnes qui échouent à se contrôler sur le plan alimentaire, ne méritent aucune confiance et portent sur elles les preuves de leur faiblesse de caractère.

Face à cela, le PNNS, qui pourtant se fixe pour objectif de lutter contre la stigmatisation des obèses, soutient une conception volontariste du contrôle du comportement alimentaire présupposant que le comportement alimentaire est sous le contrôle de la conscience et de la volonté. Et qu'en somme il suffirait de savoir pour vouloir puis de vouloir pour pouvoir.

Dès lors, comment peut-on à la fois demander aux individus d'exercer sur leur comportement alimentaire un contrôle volontaire dont on sait qu'il échoue presque toujours, ce n'est généralement qu'une question de temps, et en même temps leur demander de croire que cet échec ne remet pas en cause la force de leur volonté ? Immanquablement, face à cette contradiction, le sujet qui reprend du poids ou ne parvient pas à se contrôler ne peut que conclure à une défaillance de sa volonté.

Force est de constater qu'il y a dans ce programme des contradictions qui ne feront que renforcer les discriminations dont sont victimes les obèses. Or ces discriminations sont à l'origine de bien des surconsommations. D'une part, la peur de grossir des pas-encore-gros les pousse à adopter des comportements restrictifs dont nous avons déjà commenté les effets sur la prise de poids à long terme. D'autre part, les obèses qui se caractérisent dans leur comportement alimentaire par une inclination à répondre à leurs émotions par des prises alimentaires n'ont pas besoin d'émotions supplémentaires. Or la honte qui leur est faite les pousse bien souvent à chercher un réconfort dans une nourriture qui ne fait qu'aggraver leur problème de poids.

Nous avons besoin de nous préoccuper de l'épidémie d'obésité. Mais vraiment, la dernière chose qu'il nous faut, c'est un régime d'État !

### ➤ *La sédentarisation*

Affirmer que la sédentarisation est une cause de surconsommation ne serait pas logique dans un système régulé. En tout état de cause, une diminution des dépenses énergétiques serait aussitôt compensée par une diminution des sensations de faim et donc de l'apport calorique global afin de maintenir la valeur de consigne. Pourtant, il est difficile de ne pas s'interroger sur la coïncidence du processus de sédentarisation avec l'augmentation de l'obésité. Cependant, la correspondance dans le temps de deux événements ne signifie pas qu'ils soient liés par une relation de cause à effet.

Depuis plus d'un siècle, l'ensemble des populations occidentales s'est engagé dans un vaste processus de sédentarisation : modernisation des techniques de production, des moyens de locomotion, des méthodes de travail domestique, des installations de lutte contre le froid, etc. Ce phénomène irréversible s'est accompagné d'une réduction progressive des dépenses énergétiques consécutives à la réduction des dépenses d'activités physiques. Grâce à leur adipostat, les organismes ont réagi à ce changement d'environnement. Comme on pouvait s'y attendre, se dépensant moins et pour maintenir leur masse grasse, les individus ont réduit spontanément et inconsciemment leurs apports alimentaires. Cette adaptation énergétique est notamment visible quand on compare les livres de recettes du début du siècle avec ceux d'aujourd'hui. Pour un mangeur moderne, les recettes de nos arrière-grands-mères ne sont tout bonnement pas comestibles tant elles paraîtraient lourdes et grasses, trop riches en crème, en huile ou en beurre. Nous n'avons plus les estomacs pour manger comme cela. Nous en avons perdu le goût. Là encore, nous devons nous émerveiller de ce prodige de la nature qui nous fait croire que nous délaissons des mets parce que nous ne les aimons pas, sans être conscient que nous ne les aimons plus tout simplement parce qu'ils ne correspondent plus à nos besoins.

Au bout du compte, la consommation moyenne des mangeurs a diminué en un siècle de presque 1 000 calories ! C'est un fait sans aucun précédent dans l'histoire de l'humanité. Toutefois, alors que le mouvement de sédentarisation se poursuit encore, la diminution des apports alimentaires semble atteindre une limite. Comme s'il n'était plus possible de manger beaucoup moins.

Bien que rien ne soit démontré, il n'est pas interdit d'envisager une hypothèse. Les apports alimentaires sont à la fois impliqués dans l'homéostasie énergétique et nutritionnelle qui contrôle vitamines et minéraux. Or nous savons maintenant qu'une diminution trop importante des apports alimentaires ne permet pas de couvrir les besoins de ces micronutriments dont certains ont une importance essentielle pour la survie de l'être humain. Au-dessous de 2 200 calories pour un homme et de 1 800 pour une femme, on commence à constater des états de subcarences en micronutriments. Or, aujourd'hui, notamment pour de nombreuses femmes, le niveau des apports est passé au-dessous de 1 600 calories, les empêchant donc en théorie de couvrir leurs besoins en certaines vitamines. Il se pourrait donc qu'il existe une compétition entre l'homéostasie énergétique et celle des micronutriments. L'organisme ferait le choix de maintenir un niveau d'apports alimentaires compatible avec les besoins en micronutriments en faisant le sacrifice de l'équilibre pondéral qui, somme toute, est moins essentiel en termes de survie. Au bout du compte, nous maintiendrions des quantités globales de nourriture qui nous permettraient d'assurer une quantité minimum de vitamines.

Un autre aspect de la sédentarisation pourrait expliquer les surconsommations. L'activité physique joue un rôle non négligeable dans la régulation émotionnelle et la diminution de l'impulsivité alimentaire. Elle améliore l'humeur, la sensation de bien-être et l'estime de soi. Plusieurs études montrent une diminution de l'anxiété et de la dépression chez les personnes s'adonnant régulièrement à des activités physiques de loisir[18]. Beaucoup de nos patients prennent du poids en arrêtant une activité sportive. Non parce qu'ils réduisent leur dépense énergétique, mais plutôt parce qu'ils perdent un moyen efficace d'*évacuer* leur stress, comme ils disent souvent. Pour certains auteurs, la sédentarité et l'inactivité physique aboutiraient également à une moins bonne perception des sensations alimentaires. Les sportifs semblent avoir une meilleure perception de leurs besoins alimentaires et une meilleure capacité à ajuster leur consommation à leur dépense énergétique.

Ainsi, s'il est probable que l'activité physique est à recommander dans la prévention du surpoids, son levier d'action semble être moins la dépense qu'elle occasionne que les avantages qu'elle présente sur le plan émotionnel et sensoriel. Elle agirait finalement en améliorant le comportement alimentaire.

### ➤ *La pression de la société de consommation*

Comment contester que le type de société dans lequel nous vivons exerce une influence sur nos styles de vie. Pour le meilleur et pour le pire !

Nous évoluons aujourd'hui dans des sociétés dont tout le fonctionnement dépend d'une croissance basée sur l'augmentation continue de la consommation. Cela dans tous les secteurs d'activité, y compris alimentaire. Mais nous percevons tous les limites de ce système. Notamment écologiques et sanitaires. Si nous pouvons équiper toutes les pièces de nos logements d'écrans plats de télévision, si nous pouvons avoir une voiture pour chaque jour de la semaine, il nous sera difficile de consommer de plus en plus de nourriture pour faire prospérer nos industries.

Comme je participais en tant qu'expert de l'obésité à la convention d'industriels de l'agroalimentaire, j'entendais que leurs préoccupations étaient la diminution du volume des ventes et les moyens d'y remédier. L'un des intervenants fit observer que, pour maintenir les bénéfices, une solution consisterait à renforcer les efforts d'innovation. Je fis observer à mon tour que dans un contexte d'augmentation de l'obésité, une augmentation en volume rencontrerait vite la limite des estomacs des consommateurs et que la deuxième solution semblerait plus intéressante. Les mangeurs accepteront mal de sacrifier leur poids et leur santé à celle des entreprises. Et ces dernières seront bien inspirées de se rappeler que les mangeurs sont aussi des clients dont l'état de santé contribue à celui des entreprises.

Quant à l'innovation, elle n'est pas non plus sans problème. Le nombre de références dans un hypermarché se situe autour de deux cent mille. La physiologie du mangeur s'y perd un peu. La satisfaction des besoins nutritionnels nécessite un apprentissage des aliments qui s'effectue grâce à une consommation répétée desdits aliments. Le papillonnage du consommateur d'un produit à un autre risque fort de dérouter les mécanismes de mémorisation de la composition nutritionnelle des produits et de perturber les processus de régulation. Malheureusement pour les industriels, il est assez probable que les nutritionnistes soient amenés à conseiller aux mangeurs de ne pas trop se disperser sur de nouveaux produits et à asseoir leur alimentation quotidienne sur une base de produits familiers.

### ➤ *L'individualisation des pratiques et la perte de socialité*

L'étude récente des sociologues Claude Fischler et Estelle Masson[19], réalisée sur l'alimentation des Français, des Suisses, des Italiens, des Allemands, des Anglais et des Américains, confirme et éclaire opportunément nos observations de cliniciens. Les auteurs ont comparé les relations que les individus entretenaient avec leurs aliments et la manière de penser l'alimentation dans ces six pays. Ils y ont relevé des différences radicales, notamment entre les Américains et les Français.

Pour les premiers, la santé dépend des bonnes décisions que prend le mangeur, et les aliments sont considérés comme une somme de nutriments. Dans cet univers, l'alimentation est une affaire individuelle et privée. Chacun y sera responsable de ses choix et censé prendre ses décisions en toute connaissance de cause. D'où l'importance capitale accordée à l'information et l'idée que l'obèse est une personne qui effectue les mauvais choix et nécessite d'être éduquée et protégée des pressions de la publicité et des lobbies industriels. Ici, le plaisir n'est pas une justification pour manger. Au contraire, il devient un démon intérieur contre lequel il faut lutter sans relâche pour assurer son salut. Parallèlement, les Américains considèrent qu'il est très difficile de bien se nourrir, conformément aux principes dont ils se recommandent. C'est eux qui manifestent le plus d'insatisfaction et d'anxiété vis-à-vis de leurs aliments. C'est aussi aux États-Unis que le nombre d'obèses est le plus élevé.

Chez les seconds, plaisir et santé sont étroitement liés. Le plaisir participe à l'équilibre alimentaire et en constitue une composante nécessaire. Quand les Français se plaignent de leur alimentation, c'est pour déplorer la dégradation du goût des produits. Ils accordent une importance essentielle aux formes du manger (repas structurés, ordre des mets, présence de convives, temps et lieux appropriés, etc.), à la convivialité et à la socialité. L'alimentation, la cuisine, les repas sont des activités positives, valorisées, qu'il faut protéger des dérives de la modernité. Ici, les conduites alimentaires sont pilotées par un implicite culturel. Elles ne nécessitent ni justification ni remise en cause. Si l'on mange de telle ou telle manière, c'est tout simplement qu'il en a toujours été ainsi. C'est en France que la relation avec les aliments est la plus paisible et détendue. Et ce sont les Français qui possèdent la plus faible corpulence en Europe.

Si, dans leurs conclusions, Claude Fischler et Estelle Masson établissent explicitement le lien entre les manières de penser l'alimentation et la prévalence de l'obésité, ils n'en expliquent pas le mécanisme. Ils suggèrent bien que la solitude du mangeur américain face à ses choix alimentaires est plus anxiogène, tandis que le caractère rassurant du modèle français lui conférerait probablement son pouvoir protecteur. Mais ils ne semblent guère attacher une trop grande importance à cette différence. Sans doute est-ce à ce moment que le point de vue du sociologue a besoin de se confronter à celui du clinicien.

C'est pourtant là que réside l'explication du phénomène. Nous verrons plus loin comment l'insatisfaction et l'anxiété alimentaires peuvent perturber les processus de rassasiement et entraîner des surconsommations à l'origine de l'obésité.

- Notre corps n'est pas une pâte à modeler dont nous faisons ce que bon nous semble. Notre *set-point* est sous l'influence de notre génétique.
- Seul le travail sur les sensations alimentaires permet de savoir où se trouve le *set-point*.
- À l'heure actuelle, la médecine ne dispose d'aucun moyen de faire diminuer le *set-point*.
- Les moyens dont nous disposons aujourd'hui permettent seulement de ramener le poids à son *set-point*.
- On ne passe sous le *set-point* qu'en augmentant ses sensations de faim.
- Lorsqu'une personne grossit, il est impossible de lui assurer qu'elle pourra retrouver son ancien poids.
- L'obésité doit être envisagée comme la somme de deux maladies différentes. Une maladie du comportement qui conduit à une augmentation du poids, mais pour laquelle des solutions existent, et une maladie du tissu adipeux qui empêche le sujet de maigrir et pour laquelle nous sommes totalement démunis.
- L'existence des processus hyperplasiques explique que pour nombre de personnes, les régimes et les effets rebond qu'ils occasionnent sont un bon moyen de grossir définitivement.
- L'obésité se caractérise plus par une impossibilité à maigrir que par une facilité à grossir. C'est pourquoi la prévention doit y tenir une place essentielle.

## Maigrir n'est pas un objectif thérapeutique, c'est un espoir

Ces connaissances nouvelles bouleversent l'approche thérapeutique du surpoids. Tout d'abord, elles la replacent dans une démarche résolument médicale. Je veux dire par là qu'elles contraignent le médecin à abandonner sa position de toute-puissance (« pour maigrir, il suffit de faire ce que je vous dis ») et le renvoient à sa position naturelle, humble devant la maladie : il soigne mais ne guérit pas. Sans doute n'est-ce pas facile à admettre mais, face à la maladie, quelle qu'elle soit, anodine, grave ou mortelle, le médecin prodigue les soins dont la science de son époque le rend dépositaire. Ensuite, pour dire les choses trivialement, il n'a plus qu'à croiser les doigts pour que son patient guérisse. « Je panse, Dieu guérit », disait Ambroise Paré.

Il est bon aussi de se rappeler la distinction que faisait Épictète entre ce qui dépend de nous et ce qui n'en dépend pas. Clairement, *ce qui peut dépendre de nous, avec toutes les réserves qu'il faut encore y mettre, c'est de modifier un comportement qui favorise des surconsommations*. Les conséquences de ce travail sur soi ne dépendent pas de nous, elles. Elles sont fonction d'une réaction de notre tissu adipeux que nous ne maîtrisons pas. Cette distinction n'est pas sans importance car « si tu désires une chose qui ne dépend pas de nous, tu ne pourras qu'échouer, sans compter que tu te mettras dans l'impossibilité d'atteindre ce qui est à notre portée et qu'il est plus sage de désirer, ce qui dépend de nous[20] ». Au fond de moi, j'ai la conviction qu'Épictète devait être un peu nutritionniste et qu'il a écrit cette phrase tout spécialement pour ses disciples en surpoids. Il existe sûrement peu d'autres situations où la poursuite d'un rêve nous éloigne aussi loin de ce qu'il est possible d'atteindre.

Il ressort de tout cela que le poids ne peut constituer un objectif thérapeutique. Pour décider qu'un projet devienne un objectif, il faut précisément qu'il dépende de nous. Or les réactions de notre corps ne sont pas dépendantes de notre seul désir. *L'unique projet réaliste qui puisse constituer un objectif est de revenir à un comportement alimentaire normal, c'est-à-dire essentiellement contrôlé par des sensations alimentaires.* Ce nouveau comportement nous conduira à un certain poids, notre *set-point*, que nous ne pouvons connaître à l'avance. Et nous n'aurons d'autres choix que de l'accepter, même s'il ne nous convient pas tout à fait, voire pas du tout. Car ce poids est le seul que la plupart d'entre nous est capable de maintenir durablement !

Je mentirais en omettant d'évoquer une autre possibilité. Il en existe effectivement une seconde qui consiste à faire du poids auquel on aspire son unique objectif. Mais alors, il faut savoir qu'on ne peut à la fois choisir son poids et sa manière de manger. *Ou bien on choisit d'adopter un comportement alimentaire normal et on assume le poids qui en résulte. Ou bien on choisit son poids et on assume pour toujours les conséquences de sa manière de manger.* Pour cela, on se soumettra à l'obligation d'avoir faim, de ne plus manger ce que l'on veut. On apprendra à lutter contre ses envies. On s'occupera de tenir son poids sans s'occuper de ce qu'il faut manger. Beaucoup croient pouvoir y arriver, se comportant comme la petite chèvre de M. Seguin convaincue qu'elle, elle s'évadera dans la montagne et ne se fera pas croquer par le méchant loup.

## Exercice de la patience

J'ai suivi, il y a quelques années, une jeune femme présentant une obésité importante consécutive à de graves troubles du comportement alimentaire. Malgré notre travail, elle perdait

peu de poids. Nous ne parvenions pas à faire disparaître les fortes compulsions alimentaires qui l'empêchaient de maigrir. Ces compulsions étaient fortement nourries par sa peur de ne pas maigrir et son désespoir de se voir dans un corps qu'elle ne reconnaissait plus. Je passais beaucoup de temps à tenter de la rassurer et à la convaincre de ne pas s'impatienter. Mais elle voulait maigrir vite et plus elle voulait maigrir plus elle mangeait. Finalement, découragée, elle cessa de venir aux consultations.
Voici un extrait de la lettre que je reçus d'elle un an après.

« Cher Docteur,
« [...] De mon côté, il était vital que je me sépare de plusieurs kilos. Comme nous en avions parlé ensemble, c'était une nécessité pour ma vie familiale et professionnelle. Je suis donc retournée voir le nutritionniste qui m'avait déjà suivie quelques années auparavant et avec lequel j'avais perdu 35 kilos (et que j'avais totalement repris avec 20 de plus).
« En quelques mots, le régime que je suis est une méthode stricte favorisant les protéines naturelles et maigres (poissons blancs, crustacés, volailles, viandes rouges maigres). Quelques légumes sont autorisés, les lipides et les glucides sont strictement proscrits. Quoi qu'il en soit, pas d'aliments à plus de 5 % de graisses ou de sucres.
« Vous me direz, avec une telle discipline, comment ne pas maigrir ? ! !
« J'ai donc entamé ce programme le 21 octobre 2004 à 118 kilos, j'ai perdu 30 kilos en sept mois et stagne au poids de 88 kilos depuis deux mois. Non pas que le programme de perte soit terminé, j'aimerais vraiment me débarrasser encore d'une quinzaine de kilos, mais la volonté et le sérieux s'épuisent un peu. J'ai pleinement conscience que 95 % des personnes faisant de tels régimes reprennent tout le poids perdu et plus, mais je veux croire qu'il est possible

que je sois dans les 5 % restants. Je souffre trop de mon obésité et je ne veux pas apprendre à l'accepter. Je veux également croire qu'un programme de stabilisation (que je n'ai jamais réussi à faire depuis vingt ans que je fais des régimes) pourra m'aider à atteindre cet objectif.

« Lorsque je suis venue vous voir, c'était à cause de troubles du comportement alimentaire, je ne me voile pas la face en me disant qu'ils sont réglés, au contraire... Je sens qu'ils peuvent resurgir à n'importe quel moment et que si j'ai réussi à reperdre du poids c'est uniquement parce que je luttais contre et non pas parce que je vivais en les maîtrisant [...]. »

Ainsi donc, voici la cruelle vérité : tout le monde ne pourra pas maigrir !

Seuls ceux qui n'ont pas multiplié leurs adipocytes et n'ont pas déréglé leur *set-point* y parviendront. Ce n'est pas une bonne nouvelle.

Pourtant, elle ne doit pas conduire à se décourager et à baisser les bras. Car s'il n'est pas possible de faire baisser le *set-point*, il lui est toujours possible de continuer à augmenter.

Avant de s'engager dans quelque démarche qui soit, il est important que chacun fasse bien la différence entre le poids qu'il lui sera possible d'atteindre et celui qu'il lui sera possible de maintenir. *Chacun, en se privant de manger, pourra atteindre un jour le poids qu'il souhaite et connaître son heure de gloire. Mais le seul poids qu'il pourra maintenir durablement, c'est celui qui correspondra à une façon normale de se nourrir.* Il ne suffit pas de disposer d'une physiologie favorable pour atteindre son *set-point* et maigrir durablement. Cela ne peut se faire qu'à la condition de retrouver un comportement alimentaire normal. Tout l'enjeu d'une perte de poids durable ou d'un poids qui n'augmentera plus réside dans ce seul objectif : retrouver un tel comportement, principalement contrôlé par les besoins de l'individu et donc par ses sensations alimentaires.

Nous verrons ce que cela signifie et comment y parvenir. Mais cela commence par le fait d'accepter les vérités de la physiologie.

Ainsi, chacun devra conserver à l'esprit que, malheureusement, maigrir n'est pas un objectif, mais seulement un espoir que le médecin partage avec son patient.

Pour finir sur ce sujet, je voudrais rappeler que notre rôle de médecins consiste aussi à ne priver nos patients d'aucune chance de guérir. En l'occurrence, de maigrir. Beaucoup de médecins savent maintenant que les régimes sont dangereux et font grossir. Malgré cela, ils persistent dans leur pratique et profitent du désespoir de leurs patients. J'ai vu bien des personnes dans mon cabinet fondre en larmes quand elles ont compris à quel point les régimes avaient irrémédiablement abîmé leur corps. Et je pense aussi à tous ces parents préoccupés du bien-être de leurs enfants et qui les mettent au régime sur les conseils de leurs médecins et désormais des pouvoirs publics. Comment réagiront-ils quand ils découvriront que ce sont les régimes infligés à leurs enfants qui les ont rendus obèses ? Pourra-t-on les blâmer de leur colère ? N'auront-ils pas raison de réclamer des comptes ?

CHAPITRE 4

# Manger à l'insu de son plein gré

Quand nous portons un aliment à notre bouche, est-ce la faim qui nous pousse à accomplir ce geste ? Il serait naïf de croire que l'on mange seulement quand on a faim ou que l'absence de faim nous empêche de manger. Mais alors, si ce n'est pas la faim qui nous pousse à manger, pourquoi mange-t-on ? Pourquoi ne peut-on s'empêcher de manger des aliments dont on sait qu'ils nous feront grossir ? Pourquoi a-t-on parfois cette sensation de ne rien pouvoir contrôler ? Pourquoi malgré toutes nos connaissances en diététique ne parvient-on pas à manger ce que la raison nous dicte ?

Examinons ensemble les différentes étapes du processus qui aboutit à une prise alimentaire.

## Une affaire de motivation

Pour la plupart des gens, la faim est une sensation physique qui se présente sous l'aspect d'un creux à l'estomac. Par lui-même, il n'aurait aucune conséquence comportementale s'il n'était suivi d'une prise de conscience. C'est la conscience de notre état de faim que nous pouvons appeler le sentiment de faim. Quand il est présent, il donne le plus souvent naissance à une forte envie de manger : la motivation. Cette stimulation de l'appétit se concrétise rapidement par un changement d'humeur, puis par des comportements de recherche et de préparation du repas. Le sentiment de faim engendre fréquemment d'autres émotions, comme la joie, mais aussi l'anxiété ou la colère.

Il arrive parfois que certaines personnes ne le perçoivent pas. Elles semblent ne jamais avoir faim. Il est plus probable qu'elles n'en ont pas conscience. Lorsqu'on leur demande de préciser à quel moment de la journée elles éprouvent ce fameux creux à l'estomac ou tout autre avertissement qui pourrait signaler la présence de la faim, il arrive qu'elles attendent en vain durant plusieurs jours sans rien ressentir. Au point que l'on doit interrompre l'expérience et leur demander de s'alimenter. Cette situation se rencontre chez les anorexiques ou chez des personnes en surpoids qui sont coupées de leurs sensations corporelles.

Il arrive également que les signaux de faim surviennent sans pour autant déclencher aucune motivation à manger. Dans cette situation, on perçoit clairement le creux à l'estomac, mais nulle envie de manger ne l'accompagne. Cela peut survenir au décours de troubles gastro-intestinaux, d'un syndrome grippal, d'un état dépressif ou d'une anorexie mentale. Dans ce cas, la faim sans la motivation interrompt le processus de prise alimentaire.

Enfin, il est fréquent de constater la présence d'une forte envie de manger sans pour autant éprouver la moindre sensation de faim. Il faut donc chercher ailleurs les raisons de cette motivation à manger. Une chose est certaine, elle ne peut survenir sans raison. Le comportement alimentaire est ce que l'on appelle en physiologie un comportement motivé. L'état de motivation doit être considéré comme l'expression d'un besoin physiologique ou psychologique. Si la faim, le besoin énergétique, ne peut expliquer cette motivation, c'est qu'un autre besoin en est la cause. La fatigue, la douleur, les émotions sont autant de bonnes raisons qui pourraient entraîner chez certains individus une forte envie de manger. Dans ce cas, nul besoin de la faim pour que le processus de prise alimentaire se poursuive.

Au bout du compte, *nous ne mangeons pas quand nous avons faim, mais quand nous avons envie de manger*. Qu'est-ce alors qui est à l'origine de cette envie ? Voilà la question. Par ailleurs, comme nous l'avons vu, la faim n'est pas la seule sensation alimentaire capable de produire une motivation. Nous avons aussi des faims spécifiques qui orientent nos choix alimentaires. La faim nous motive à manger, mais en même temps que notre besoin énergétique, nous cherchons à satisfaire nos besoins nutritionnels et, ce faisant, notre motivation se trouve aussi sous l'influence de nos appétits spécifiques.

Ainsi, la faim peut provoquer une motivation à manger mais pas obligatoirement. Cette motivation peut être déclenchée par d'autres stimulations, notamment par des émotions. Si la motivation est souvent nécessaire pour passer à l'étape suivante du processus de prise alimentaire, elle n'est pas néanmoins indispensable. On peut aussi se forcer à manger en dehors de toute motivation. Souvent, toutefois, son absence bloque le processus.

## Une affaire de décision

Prendre conscience d'une envie de manger ne suffit pas encore à déclencher une prise alimentaire. *J'ai envie de manger, mais vais-je le faire ? J'ai envie de spaghettis à la carbonara, vais-je en manger ?* Avant d'en arriver là, nous nous livrons à toutes sortes d'arbitrages conscients et inconscients dont l'issue se solde par la décision de manger ou de ne pas manger et par le choix de l'aliment, de la collation, du menu… qui combleront avec plus ou moins de bonheur notre envie de manger.

Ainsi, nous pouvons décider de satisfaire des besoins qui auront fait naître des motivations : *j'ai faim, j'ai envie de manger, je passe à table.* Ou bien, à l'inverse, nous pouvons décider de renoncer à satisfaire le besoin parce que *ce n'est pas encore l'heure de manger et qu'on ne grignote pas entre les repas.* Nous pouvons aussi décider de manger en l'absence de toute motivation physiologique : *je n'ai pas faim, mais je prends mon petit déjeuner car on ne saute pas de repas quand on ne veut pas grossir.* Ou encore, nous pouvons décider de manger des aliments que nous n'aimons pas *parce qu'ils sont bons pour la santé.*

La prise de décision est un processus très complexe qui, la plupart du temps, se déroule de manière inconsciente et qui requiert pour son bon déroulement la présence des émotions[1]. Même si elle est largement dominée par des processus cognitifs dont la plupart s'expriment sous forme de conditionnements culturels et sociaux, ce serait une erreur de penser qu'il s'agit d'une délibération consciente où tous les avantages et les inconvénients seraient soupesés de façon rationnelle.

Il est bien évident que la décision de manger ou de ne pas manger ainsi que le choix de l'aliment, la composition du repas, ses horaires, son ordonnancement, les associations culinaires, etc., ne peuvent être indépendants du contexte social, culturel, religieux et philosophique du mangeur. Cette décision doit donc être considérée comme le reflet des interactions entre un système personnel de croyances, conscientes ou non, et les contraintes liées à son environnement. Elle ne peut s'exprimer qu'en fonction de la disponibilité physique et économique des aliments dans l'environnement du mangeur.

Je parle ici de processus cognitifs inconscients dans la mesure où les idées et les raisonnements qui conditionnent ces choix nous sont invisibles et que nous n'avons pas besoin de nous interroger sur leur raison d'être. Nous ne réfléchissons pas aux raisons qui nous font articuler notre journée autour de trois repas principaux, à celles qui nous font consommer notre déjeuner entre 12 et 14 heures, à celles qui nous font servir les avocats en entrée plutôt qu'en dessert ou encore à celles qui nous font décider que la vache est un animal comestible, mais pas le chien. La plupart de nos comportements sont gouvernés par un implicite culturel qui nous conduit à agir sans nous interroger sur les raisons de nos actes.

Mon but n'est pas de décrire ici toute la complexité du contexte dans lequel évolue le mangeur, ni de procéder à une description exhaustive de l'ensemble des déterminants du comportement alimentaire[2]. Je souhaite seulement attirer votre attention sur le fait que le contexte détermine la plus grande part des choix du mangeur, qui se trouve pour l'essentiel déjà prédéterminée par son environnement. Et, bien souvent, le travail du mangeur ne consiste plus qu'à rechercher le moyen de satisfaire ses besoins tout en s'adaptant aux règles de son groupe social[3].

Il est d'ailleurs heureux que la plus grande part des choix alimentaires ne pèsent pas sur les épaules de l'individu et soient déjà opérés par le groupe social auquel il appartient. Il revient au mangeur d'adapter ses choix à l'intérieur d'un corpus de règles dont la plupart du temps il n'a pas conscience. En fait, nous n'en prenons conscience que lorsque nous sommes conduits à les transgresser, notamment quand nous partageons le repas et les manières de table des autres mangeurs.

Dans un travail précédent avec Gérard Apfeldorfer[4], nous avions décrit deux grands modèles qui se distinguent par leur manière de se positionner face au choix alimentaire et de résoudre l'anxiété naturelle du mangeur.
Dans le modèle scientifique, chaque individu doit exercer quotidiennement son libre arbitre et choisir avec discernement ses aliments. Il se trouve donc seul face à la responsa-

bilité des choix qu'il effectue. Suivre les directives alimentaires proposées par les scientifiques est censé lever son anxiété et lui permettre de manger sereinement. C'est bien ce que recommande aujourd'hui notre PNNS[5].
Dans le modèle empirique, la difficulté et la responsabilité des choix alimentaires sont en grande partie écartés. Ils s'imposent à l'individu car ils sont déterminés par la culture. On mange en fonction d'une histoire, d'une géographie, d'une religion, de valeurs symboliques, d'habitudes culinaires. Il est fort probable que si ces choix ont été retenus au fil du temps, c'est qu'ils ne mettaient pas grandement en péril la santé des mangeurs. Somme toute, sans être parfaits, ils ne sont pas si mauvais.
Dans ce modèle, ce sont les déterminants culturels qui permettent au mangeur de consommer ses aliments en toute confiance. Cela le laisse libre de s'intéresser à leur valeur hédonique. La société, en déterminant les modes alimentaires, étaye et renforce les régulations physiologiques de l'individu.

Ainsi, la décision de manger et le choix de ce que nous mangeons seraient le produit d'une délibération inconsciente dans laquelle interviendrait la motivation à manger, expression de notre équilibre énergétique, nutritionnel et émotionnel, des processus cognitifs inconscients qui résulteraient des contraintes de l'environnement au sens le plus étendu qui seraient l'expression de notre équilibre social et culturel, et des processus cognitifs conscients mais minoritaires qui, seuls, seraient l'expression de notre libre arbitre. La faible part de ces dernières semble assez logique si l'on tient compte de l'universalité de ces systèmes de régulation qui permettent aux autres mammifères de se nourrir alors même qu'ils ne disposent pas d'un cerveau pensant. Et si l'on remarque qu'au cours de l'évolution des espèces, les cognitions sont apparues après les sensations et les émotions.

## Pourquoi trois repas ?

Le fractionnement de nos prises alimentaires en trois repas principaux ne dépend pas d'un choix individuel, mais résulte d'une organisation de la société autour de ses contraintes économiques et sociales. Au cours de l'histoire, le nombre de repas a constamment varié, évoluant souvent de deux à quatre par jour. Deux repas pour les plus riches qui souvent avaient des journées plus courtes et moins éprouvantes, quatre pour les plus pauvres qui souvent avaient des journées plus longues et plus laborieuses. Ce n'est que très récemment, au début du XIX^e^ siècle, qu'il s'est établi à trois repas.

Nous n'avons pas conscience que ce fractionnement des repas nous conduit à jongler avec notre faim pour la faire surgir quand bon nous semble. Nous serions bien crédules si nous pensions que nous sommes tous conçus pour avoir faim à la même heure, entre 19 et 20 heures, juste avant le journal télévisé et le grand film de la soirée. En réalité, c'est nous qui décidons du moment où nous faisons apparaître notre faim[6]. Nous décidons d'avoir faim ensemble pour éprouver ensemble le plaisir de partager le repas qui nous soulagera tous ensemble de notre faim. Pour cela, nous nous livrons à de nombreuses conciliations, notamment quand notre faim nous joue des tours et survient plus tôt que prévu. Dans ce cas, en fonction de la gêne occasionnée et du temps qui nous sépare du prochain repas, nous déciderons de manger ou de ne pas manger. Nous décidons de la taille de cette prise alimentaire que nous appellerons goûter, collation, en-cas, etc. Nous décidons également de la nature de cette prise alimentaire prenant en compte différentes considérations. Mais surtout, nous nous attacherons à conserver une faim suffisante pour le repas qui suit, soumettant ainsi notre physiologie à notre désir de lien social.

## Pourquoi des règles alimentaires ?

Ainsi exerçons-nous régulièrement sur notre comportement alimentaire une part de contrôle mental. Nous prenons en toute conscience des décisions qui modifient notre façon de manger, orientent nos choix alimentaires et attestent de notre appartenance à telle ou telle tribu de mangeur. Nous pouvons décider de consommer des aliments issus de la culture biologique, nous pouvons nous transformer en mangeur végétarien, nous pouvons décider de manger casher, nous pouvons refuser de manger la viande de bœuf pour ne plus risquer de consommer des vaches folles, nous pouvons devenir des adeptes de l'alimentation macrobiotique, nous pouvons devenir des citoyens du monde et favoriser une consommation éthique.

Mais il existe une tribu qui mérite toute notre attention, celle des mangeurs restreints. Ceux-là se caractérisent par la décision qu'ils prennent de vouloir contrôler leurs apports alimentaires afin de perdre du poids ou de ne pas en prendre. Les psychologues disent d'eux qu'ils se trouvent en état de restriction cognitive[7]. Ils prétendent pouvoir contrôler mentalement leur comportement alimentaire en décidant de suivre des règles nutritionnelles, quitte à ignorer les motivations biologiques produites par leurs sensations alimentaires.

Pour couvrir leurs besoins, ils décident de s'en remettre à des règles telles que *manger cinq fruits et légumes par jour*, *consommer un féculent à chaque repas*, *ne pas manger entre les repas*, *ne pas sauter de repas*, *limiter sa consommation de graisse, de sucre et de sel, toujours prendre un petit déjeuner, ne pas mélanger tel aliment avec tel autre, ne pas consommer les fruits au cours des repas ou entre les repas, ne pas consommer tel aliment avant telle heure, ne plus s'autoriser à consommer telle catégorie d'aliments, s'autoriser à manger sans limite telle autre catégorie, etc.* Et ce, quel que soit l'état de leur faim ou la nature de leurs appétits spécifiques.

Il est 11 heures, j'ai faim et très envie de manger des spaghettis à la carbonara (*motivation*). Mais je décide de me contenter d'un morceau de pain avec un petit bout de fromage (*cognitions conscientes*) et de conserver une faim suffisante pour partager mon repas qui est prévu à 13 heures en famille (*cognitions inconscientes*) où je préparerai des spaghettis mais sans lardon car je suis végétarien (*cognitions conscientes*).

Il est 11 heures, j'ai faim et très envie de manger des spaghettis à la carbonara (*motivation*). Mais je décide de ne pas manger car je ne dois pas grignoter entre les repas (*cognitions conscientes*). J'attendrai l'heure du repas qui est prévu à 13 heures (*cognitions inconscientes*) et je préparerai des spaghettis avec des lardons dégraissés et de la crème allégée. J'ajouterai une salade verte et un laitage pour que mon repas soit plus équilibré (*cognitions conscientes*).

## Sécurité et socialité

À côté des besoins énergétiques et nutritionnels qui nous semblent évidents, d'autres sont moins sensibles, mais nous apparaissent fortement dès lors qu'ils ne sont plus satisfaits. Notamment notre besoin de sécurité, qui se manifeste par la néophobie et l'anxiété naturelle qui l'accompagne. Les décisions que nous prenons ou qui nous sont dictées par notre environnement contribuent à construire pour nous un univers rassurant dans lequel nous pouvons nous nourrir sans crainte.

Nous réagissons, souvent sans en avoir conscience, à chaque objet placé dans notre environnement. Tous constituent pour nous, selon l'expression d'Antonio Damasio, des stimuli émotionnellement compétents. Il existe peu d'objets totalement neutres qui nous laisseraient complètement indifférents. Et certainement, les aliments dans nos assiettes n'en font pas partie. Chaque aliment que nous incorporons nous fait réagir et éprouver des émotions, agréables ou désagréables.

Concernant notre nourriture, il est aujourd'hui des émotions dont nous n'avons plus grande conscience : le paradoxe de l'omnivore[8] associe la double nécessité de toujours chercher la nouveauté pour survivre et s'adapter à l'environnement et de toujours se méfier de l'inconnu. Si l'espèce humaine a pu, à ce point, proliférer sur la planète, c'est en partie grâce à sa très grande capacité d'adaptation nutritionnelle. Du fait de son statut d'omnivore, l'être humain dispose à la fois de l'obligation de diversifier son alimentation et de l'inestimable faculté de pouvoir subsister à partir d'une multitude d'aliments et de régimes différents. Il suffit pour s'en rendre compte de comparer l'alimentation des Inuits, essentiellement constituée de 70 % de graisses animales, à celle de certaines peuplades d'Asie du Sud-Est essentiellement composée de 70 % glucides complexes et de quelques protéines végétales.

C'est précisément, selon le sociologue Claude Fischler, « parce qu'il est dépendant de la variété, que l'omnivore est poussé à la diversification, à l'innovation, au changement, qui peuvent être pour lui vitaux. Mais d'autre part et simultanément, il est contraint à la prudence, à la méfiance, au "conservatisme" alimentaire : tout aliment nouveau, inconnu, est en effet un danger potentiel ». Toujours selon Fischler, « il y a sans doute une anxiété fondamentale dans le rapport de l'homme à ses aliments, une anxiété qui résulte de la nécessité de se méfier des aliments nouveaux ou inconnus ».

C'est pour résoudre cette anxiété que chaque société s'efforce de définir le comestible et le non-comestible, les modalités culinaires, la répartition des prises alimentaires, les manières de table. C'est également à cet effet que les populations ritualisent leur alimentation selon des critères divers, culturels, historiques, symboliques, religieux, philosophiques. L'ensemble de ces pratiques témoigne de la culture dont elles sont issues.

La manière de cuisiner et de consommer illustre et démontre les structures du groupe, ses valeurs, ses symboles. Ces dernières renforcent les représentations nécessaires aux humains pour donner du sens à ce qu'ils sont. Mais elles peuvent aussi être considérées comme des mécanismes de réassurance qui permettent de se nourrir sereinement et en toute confiance[9].

On perçoit la valeur adaptative de cette anxiété qui empêche de consommer avec trop d'insouciance et de désinvolture des aliments qui pourraient se révéler toxiques par la suite. Elle nous pousse ainsi à satisfaire un autre besoin fondamental qui est notre besoin de sécurité. Nous vivons dans une société très protégée sur le plan sanitaire. Les risques d'intoxication bactérienne ou chimique sont devenus extrêmement faibles. Lorsqu'un accident survient, c'est à ce point un événement qu'il fait les titres des journaux télévisés. Notre méfiance à l'égard de nos aliments n'est plus aujourd'hui éveillée par des risques de contamination. C'est probablement la quasi-disparition de ce risque qui fait que nous n'avons plus très conscience de la vivacité de ce besoin de sécurité. Mais que d'autres dangers nous guettent et notre méfiance ne demandera qu'à se réveiller. Il suffit d'observer les réactions face à l'incertitude quant aux OGM.

Il est remarquable que les mêmes processus président au comportement alimentaire de nos autres collègues omnivores, notamment les rats, qui manifestent les mêmes réserves face à tout aliment inconnu. Finalement, c'est le caractère universel des émotions qui permet d'assurer, aussi bien chez l'être humain que chez l'animal, ce besoin de sécurité qu'il faut considérer comme vital à la survie des omnivores.

Sans doute faut-il rapprocher cette anxiété alimentaire de la loi de contagion[10] bien connue des anthropologues. Elle postule que, lorsque deux entités entrent en contact, certaines propriétés fondamentales se transfèrent de l'une à l'autre. Cette loi de contagion est propre à l'espèce humaine. On ne peut affirmer ni son origine ni sa valeur adaptative. Mais on soupçonne qu'elle a pu aussi contribuer à la protection contre la contamination microbienne dans les aliments. Dans les sociétés proto-culturelles, il pouvait s'avérer utile de se tenir à distance d'une substance qui aurait été en contact avec un animal malade ou une substance toxique.

Ce sont les conséquences de cette loi qui nous font aujourd'hui ignorer les notions de dosage : si l'on croit qu'une substance est nocive à certaines doses, alors tout contact à quelque dose que ce soit, même infinitésimale, devient toxique. Cela fonctionnerait comme un principe de précaution extrême visant à assurer la sécurité maximale. C'est une façon de penser similaire qui fait que, selon le psychologue Paul Rozin, beaucoup d'adultes américains cherchent vainement à éviter dans la mesure du possible les aliments qui contiennent ne serait-ce que des traces de certaines substances perçues, souvent à tort, comme toxiques à des doses très faibles, comme le sucre, le gras ou le sel.

On se rend compte ici que pour faire fonctionner la loi de contagion, il n'est nullement nécessaire de se trouver face un danger réel. Une appréciation dangereuse de l'aliment est suffisante pour obtenir le même effet. C'est sans doute ce qui nous distingue de l'animal. Nous pensons. Et nos émotions résultent largement de l'appréciation cognitive. Si bien que pour rappeler le célèbre aphorisme de Lévi-Strauss, *pour qu'un aliment soit bon à manger, il faut qu'il soit bon à penser*. Pour que nous consommions sereinement notre nourriture, il faut que nous puissions en penser du bien et seulement du bien. Une trace de pensée négative pourrait la rendre douteuse et, en toute logique, impropre à la consommation. Il se pourrait qu'aujourd'hui le principal danger de contamination provienne de la pensée toxique !

Nous verrons les conséquences que cela entraîne.

### Un aliment doit être bon à penser

• Le gras ayant mauvaise presse, on a pu constater que les personnes préféraient manger un hamburger à 75 % de viande maigre plutôt qu'un hamburger à 25 % de viande grasse. Et quand elles goûtaient les deux hamburgers, qui étaient en fait identiques, celui qui contenait 75 % de viande maigre leur semblait vraiment meilleur.

• Le Perrier est préféré à une autre eau pétillante si les deux boissons sont identifiables par une étiquette. Mais si les consommateurs ne voient pas les étiquettes, ils n'ont pas de préférence.

• Les barres de protéines sont jugées granuleuses et moins bonnes si le mot *soja* figure sur l'étiquette.

• Des chercheurs du Massachusetts Institute of Technology, MIT, ont montré que les participants à un colloque préféraient une bière étiquetée « boisson du MIT » à laquelle on avait ajouté du vinaigre balsamique à une bière normale, à condition qu'ils ne soient pas informés du mélange. Mais la préférence s'inversait dès lors que les participants apprenaient qu'on avait mis du vinaigre dans la bière.

Il est fort probable qu'un besoin de sécurité existe. Il aurait même une forte valeur adaptative et, par son caractère universel, contribuerait à la survie de toutes les espèces. Le besoin de socialité, quant à lui, ne serait spécifique que de certaines espèces dont nous ferions naturellement partie.

Par analogie avec les besoins physiologique et psychologique, nous pouvons tenter de décrire ce que seraient les indicateurs de notre besoin de sécurité. La détection d'un aliment suspect ou d'un comportement transgressif ferait surgir une émotion, expression du besoin de sécurité ou de socialité, qui prendrait la forme d'une *inquiétude* ou d'une *méfiance* censée empêcher ou interrompre la consommation de l'aliment incriminé. Cette inquiétude viendrait rompre un état de *sérénité* dont on peut imaginer qu'il pourrait tenir le rôle de valeur de consigne dans la régulation du besoin de sécurité et de socialité.

La disparition de l'inquiétude autoriserait la reprise de la consommation dans de meilleures conditions et s'exprimerait par un sentiment de *réassurance* qui permettrait de revenir à la *sérénité* nécessaire au mangeur.

## Les « émotions induites » par nos choix alimentaires

Mais nous ne pensons pas nos aliments seulement en fonction de la sécurité qu'ils nous apportent. Nous entretenons avec eux une relation riche et complexe, tissée au fil de nos expériences, dès notre naissance. Certains assurent même que nos goûts ont commencé à se forger alors que nous étions encore dans le ventre de notre mère. La première substance que nous avons consommée en toute sécurité n'était-elle pas le lait de notre mère nourricière ? Ensuite, n'est-ce pas elle qui nous a présenté les premiers aliments qui ont franchi la barrière de notre bouche ? Simplement parce que l'amour maternel valait à lui seul tous les gages de sécurité. Pour tous, certains aliments sont indélébilement marqués par ces souvenirs d'amour maternel. Et puis, par la suite, nous avons rencontré des aliments qui ont contribué à construire notre identité et à nous différencier des autres. Nous sommes devenus différents des mangeurs des pays voisins, de ceux de la région d'à côté ; nous avons adopté les coutumes de notre village. Nous avons été influencés par l'histoire de nos familles qui se sont transmis leurs recettes, leurs savoir-faire, leurs tours de main de génération en génération. Et au sein même de notre famille, nous sommes devenus celui qui adore les crèmes renversées ou celle qui déteste les mélanges salé-sucré…

Peu à peu, nous avons constitué un répertoire unique, dans lequel nous avons sélectionné le meilleur et éliminé le pire de ce que nous avons rencontré. Nos choix sont influencés par tout notre système de pensée. Nous y mêlons la politique en revendiquant des produits qui n'ont pas pollué la planète. Nous y mêlons de la philosophie en refusant de consommer d'autres êtres vivants. Nous y mêlons de la religion en pratiquant des jours de jeûne ou en réservant certains aliments à certaines cérémonies particulières, etc.

Bref, jour après jour, l'ensemble des décisions qui gouvernent nos choix a tissé une relation unique avec un répertoire d'aliments dont nous ne pensons que le plus grand bien. Nous avons bâti un système de représentations fondé sur une pensée positive de ce que nous mangeons. Grâce à cette pensée positive, nous pouvons manger en éprouvant des émotions positives. Quelle que soit notre relation avec notre nourriture, quelle que soit la façon dont nous l'avons bâtie, c'est elle qui induit les émotions avec lesquelles nous mangeons.

Je reconnais que la fonction de ces émotions induites ne m'apparaît pas encore très clairement. Certes, comme nous le verrons plus loin, elles exercent une influence majeure sur les processus de rassasiement. Les informations qu'elles apportent sur la sûreté de nos aliments permettent de penser qu'au moins l'une de leurs fonctions sera d'assurer notre besoin de sécurité. Mais force est de constater qu'elles apportent bien plus que ces seules informations. Et la question de savoir quels autres besoins elles ont pour fonction de satisfaire ne me semble pas encore parfaitement élucidée. Toutefois, je serais assez enclin à leur accorder une place centrale dans une forme d'homéostasie sociale au service de nos besoins de socialité. Ce que nous mangeons contribue à forger notre identité et nous situe les uns par rapport aux autres. Partager un repas, c'est aussi partager un système de pensée. Partager un aliment, c'est aussi partager une expérience émotionnelle. Manger ensemble c'est faire du ciment social.

Quoi qu'il en soit, les choix et les décisions qui déterminent nos manières de manger sont indispensables à nos besoins de sécurité et de socialité. La relation singulière qui en résulte avec nos aliments engendre l'apparition d'émotions, que nous avons appelées « émotions induites », et dont il faut tenir compte pour comprendre le comportement alimentaire.

## Décider, ce n'est pas encore agir

La motivation et la prise de décision sont des événements mentaux qui doivent normalement stimuler un comportement. Il arrive que la prise de décision ne soit suivie d'aucun effet.

Ainsi, la multiplication des règles qu'ont tenté de suivre certaines personnes tout au long de leur sinueux parcours pondéral les plonge dans un profond désarroi et les rend incapables de choisir leurs aliments. Elles sont comme impuissantes à décider de ce qu'elles vont manger. La simple lecture d'une carte dans un restaurant ou le fait de choisir un produit dans les rayons d'un hypermarché les plonge dans un abîme de perplexité. Leur rêve serait qu'un cuisinier décide chaque jour de leur menu pour ne plus être tourmentées par mille questions sans réponse qui, sans fin, tournent dans leur tête. Car chaque jour, il faut trancher ce cruel dilemme : *ce qui me plaît est interdit et ce qui est autorisé ne me plaît pas. Donc que manger ?*

La délibération est devenue si problématique et si douloureuse qu'elle donne l'impression que l'on n'a plus rien envie de manger. En fait, c'est le processus de décision qui est rendu impossible. La motivation n'entraîne plus aucune décision.

## Agir, ce n'est pas toujours avoir décidé

Il ne faudrait pas penser que chaque prise alimentaire résulte d'un processus de prise de décision ou de la perception consciente d'une motivation. Certaines personnes éprouvent un besoin irrésistible de manger et ne semblent pas percevoir la moindre sensation de faim ni identifier la moindre émotion. Elles sont comme poussées vers les aliments qu'elles affectionnent, ne pouvant décrire autre chose qu'une irrépressible envie de les manger dont la cause leur serait parfaitement impénétrable. De la même façon, on pourrait chercher en vain la moindre réflexion préalable sans en trouver la plus petite trace. C'est le surgissement d'un acte qui échappe à tout raisonnement logique, sans aucune raison apparente, qui produit une impression très déroutante voire angoissante de perte de contrôle. Comme si l'on devenait la marionnette de forces surnaturelles qui actionneraient des fils invisibles et nous pousseraient à manger. Le comportement alimentaire semble s'activer en dehors de tout processus de décision et même parfois contre une décision que l'on aurait prise.

Ce phénomène est décrit sous le terme d'impulsion alimentaire. Il est déclenché par des émotions, souvent mal identifiées, un état de mal-être, d'inconfort psychologique qui ne peut cesser ou s'atténuer que par la prise d'un aliment apprécié, généralement doux et sucré. Mais pour certains les aliments gras et salés font aussi bien l'affaire. Il ne s'agit que d'une question de goût.

Les psychologues parlent dans ce cas de passage à l'acte. Le sujet réagit à une situation dont il n'a pas obligatoirement conscience, et qui aura fait naître des émotions négatives dont il n'aura pas davantage conscience. C'est son incapacité à identifier et résoudre une difficulté et à calmer l'émotion qui l'accompagne qui pousse le sujet à adopter des solutions alimentaires à des problèmes qui, eux, ne sont pas alimentaires.

Plus déroutant encore. Prendre une décision est une chose, l'exécuter conformément à ce que l'on a décidé en est une autre. Je peux par exemple décider de ne pas manger avant l'arrivée de mes invités et finalement craquer devant la table des apéritifs. À l'inverse, je peux décider de prendre un repas et finalement l'annuler parce que je suis surchargé de travail. Mais surtout, il arrive fréquemment que l'on décide dans la perspective d'un amaigrissement de ne plus consommer certaines catégories d'aliments, généralement les produits sucrés comme le chocolat et les pâtisseries ou les aliments gras comme le fromage ou la charcuterie. Et pourtant, malgré les promesses que l'on vient de se faire et malgré le fort et authentique désir que l'on a de perdre du poids, chaque fois qu'un stress survient on ne peut s'empêcher de les dévorer et d'aller à l'encontre de la décision que l'on venait de prendre, quitte ensuite à se couvrir de reproches et parfois d'invectives. Comme Romane qui entre dans un McDonald's en se répétant :

« Salade, salade, salade » et qui, devant la caisse, s'entend dire : « Je prendrai un maxi menu et un hamburger en plus. »

Il n'est guère surprenant que ces comportements sans logique ni rationalité apparente plongent les mangeurs dans une grande perplexité. Pourquoi suis-je incapable de me tenir aux décisions que je prends ? J'agis contre mes propres intérêts et je fais le contraire de ce que je décide, serais-je devenu fou ? Aurais-je perdu toute volonté ? Nous verrons plus loin qu'il n'y a aucune folie derrière tout cela et que ce qui semble si irrationnel retrouve toute sa logique si on l'examine sous un autre éclairage.

## Qu'est-ce qui est normal ? Qu'est-ce qui est anormal ?

Ce que nous savons maintenant du contrôle du comportement alimentaire nous permet à présent de définir trois catégories de mangeurs et de comportements alimentaires.

Le mangeur normal posséderait un comportement alimentaire principalement contrôlé par ses sensations ou ses émotions alimentaires. Les cognitions inconscientes, reflet de l'environnement du mangeur, influenceraient sa manière de manger sans que l'on puisse parler d'un contrôle au sens physiologique, mais plutôt d'un ensemble de déterminants. Les cognitions conscientes et les émotions extra-alimentaires seraient naturellement présentes mais n'exerceraient qu'une influence marginale.

À l'inverse, la prise de contrôle des émotions extra-alimentaires ou des cognitions conscientes sur le comportement alimentaire caractériserait des comportements pathologiques. Un comportement alimentaire principalement contrôlé par des cognitions d'ordre pondéral serait la caractéristique essen-

**Trois types de mangeurs**

• Le comportement alimentaire normal principalement contrôlé par les sensations et les émotions alimentaires définit le mangeur normal ou sensoriel. Il est surtout au service des besoins physiologiques de l'individu. Les cognitions et les émotions extra-alimentaires y interviennent mais dans une moindre mesure.
• Le comportement alimentaire principalement contrôlé par les émotions définit le mangeur émotionnel. Ce comportement est caractérisé par l'impulsivité alimentaire.
• Le comportement alimentaire principalement contrôlé par les cognitions définit le mangeur rationnel. Ce comportement s'organise autour de ce que les psychologues appellent la restriction cognitive.

tielle du mangeur rationnel. On désigne cet état par le terme de restriction cognitive. Tandis qu'un comportement alimentaire principalement contrôlé par des émotions extra-alimentaires serait la caractéristique essentielle du mangeur émotionnel. On désigne cet état par le terme d'impulsivité alimentaire.

Pour autant, les sensations et émotions alimentaires ne seraient pas totalement absentes de tels comportements, mais elles n'y tiendraient plus qu'un rôle secondaire. En somme, c'est l'équilibre entre les différentes instances (sensation, émotions, cognitions) qui permettrait de définir le type de comportement des mangeurs. Selon la prédominance du type de contrôle, nous aurions ainsi des mangeurs sensoriels, émotionnels ou rationnels. Nous décrirons ces comportements dans les prochains chapitres.

*Le comportement alimentaire est principalement contrôlé par des besoins physiologiques et émotionnels. Il est motivé par la perception que nous avons de nos besoins. Et il est décidé. Essentiellement pas des déterminants qui nous échappent totalement. Et marginalement par des décisions conscientes que nous prenons. L'idée que nous pourrions nous extraire de toute cette complexité pour ne nous en remettre qu'à des délibérations conscientes est une simple utopie.*

Ainsi, la faim est loin d'être le seul déterminant du comportement alimentaire. La question se pose maintenant de savoir comment s'articulent les régulations énergétiques et nutritionnelles avec les autres boucles de régulation. En particulier, avec la régulation émotionnelle. Se pose également la question de l'articulation du physiologique avec le social. C'est-à-dire la façon dont le mangeur organise son comportement alimentaire afin de concilier la satisfaction de ses besoins biologiques avec son désir d'intégration à son groupe social. Et enfin nous nous interrogerons sur les processus qui aboutissent à tant perturber la décision de manger. Pourquoi certaines personnes ne parviennent-elles pas à agir conformément aux choix qu'elles effectuent ? Et pourquoi finissent-elles par adopter des comportements qui vont contre leur intérêt ?

Eh bien voilà ! Nous y sommes !

Nous avons vu que notre comportement alimentaire était largement contrôlé par des processus dont nous n'avions pas conscience.

Nous avons vu que notre poids dépendait largement de facteurs que nous ne maîtrisions pas.

Nous avons compris que nous ne pouvions pas espérer mieux que de trouver notre *set-point* et que la sagesse était de l'accepter.

Nous avons vu que pour maintenir ce *set-point* il n'y avait rien de mieux à faire que de respecter ses sensations alimentaires. Le corps lui aussi a la sagesse de nous réclamer ce dont il a besoin.

Nous allons voir maintenant ce qui attend ceux qui veulent s'écarter des voies de cette sagesse.

Chères lectrices, Chers lecteurs, je vous présente le mangeur rationnel et le mangeur émotionnel.

# Réflexions d'étape

## Le contrôle sensoriel et émotionnel du comportement alimentaire

À ce stade de notre développement, nous pouvons déjà apporter des éléments de réponse à la question que nous nous posions. Le comportement alimentaire est au moins contrôlé par des besoins énergétique, nutritionnel et émotionnel. Ces besoins sont universels et surdéterminés par notre statut d'omnivore et s'expriment par des sensations ou des émotions. Cela nous empêche de manger totalement ce que nous voulons. Ainsi, les personnes qui disposent d'un beau jardin ne pourraient subvenir à leurs besoins en broutant leur pelouse. Ce serait fort commode et peu onéreux !

Mais le sentiment de liberté qui nous habite et nous laisse croire que nous pouvons choisir sans entrave ce que nous mangeons n'est finalement rien d'autre qu'une douce illusion. Nous avons une grande capacité d'adaptation à l'environnement, mais, au bout du compte, nous mangeons ce que notre organisme d'omnivore nous laisse manger. Sans répit, notre corps nous adresse des informations qui nous renseignent sur ses besoins. Dans la mesure où, pour la première fois dans l'histoire de l'humanité, nous vivons une situation durable d'abondance alimentaire, nous devrions accorder à ces messages toute l'importance qu'ils méritent.

Il est fort probable que d'autres besoins, moins essentiels dans des circonstances ordinaires, contrôlent également le comportement alimentaire. Je pense notamment à la thermorégulation. Si en été, nous préférons les glaces et les salades, c'est sans aucun doute pour aider notre corps à maintenir sa température centrale à 37 °C. Si, en hiver, nous préférons les soupes et les plats plus consistants, c'est sans doute pour les mêmes raisons. Il serait prétentieux de voir dans ces choix dictés par la nécessité un simple effet de notre libre arbitre. Encore une fois, nous ne faisons que réagir à des sensations corporelles, de chaud ou de froid, qui nous informent sur la meilleure façon de garder constante notre température.

Il est tout aussi probable que la médecine découvre dans les années à venir que d'autres besoins peuvent influencer le contrôle du comportement alimentaire. Rien n'interdit de penser que certaines fonctions de l'organisme exercent une influence sur notre façon de manger. Peut-être découvrirons-nous un jour que la spermatogenèse, l'hématopoïèse ou encore d'autres systèmes asservissent le comportement alimentaire pour assurer leur propre fonctionnement.

## Émotions et comportement alimentaire

À plusieurs reprises, les émotions se sont trouvées impliquées dans les différentes boucles de régulation que nous avons décrites. Elles sont indispensables à un comportement alimentaire normal. Si toutes ces émotions ont en commun d'être des supports de l'information corporelle, elles diffèrent cependant par la nature de l'information qu'elles transmettent.

Évoquer sans autre précision le rôle des émotions dans le comportement alimentaire présenterait un risque important de confusion. C'est pourquoi, pour plus de clarté, je propose de les désigner en fonction du type d'information qu'elles véhiculent.

- Les émotions alimentaires interviennent dans le choix des aliments et la régulation des nutriments et micronutriments. Elles se manifestent par les appétits spécifiques et le rassasiement sensoriel spécifique.

- Les émotions induites résultent de la relation de l'individu avec ses aliments. Elles prennent leur source dans les modes de pensée et les choix alimentaires opérés par la société et l'individu lui-même. Elles participent aux processus de rassasiement quand elles sont positives.

- Les émotions extra-alimentaires n'ont pas de spécificité par rapport au comportement alimentaire. Elles nous informent de toutes sortes de changements, principalement dans la relation que nous entretenons avec autrui ou notre environnement. Pour plus de lisibilité, dans la suite du texte, lorsque j'utiliserai le terme « émotion » seul, sans autre qualificatif, ce sera pour désigner les émotions extra-alimentaires.

## Rassasiement et ataraxie alimentaire

La plupart de mes patients décrivent des situations au cours desquelles ils mangent des aliments qu'ils affectionnent, qui calment leur faim, mais qui semblent ne plus pouvoir les rassasier. Manger sans faim et sans pouvoir se rassasier devrait nous conduire à nous interroger sur la notion même de rassasiement et de satiété.

Le vocabulaire « validé » par les experts et dont nous disposons pour décrire le comportement alimentaire est malheureusement assez indigent. Il se réduit à la faim, au rassasiement, à la satiété et aux appétits spécifiques. Les premiers sont dédiés à la description de l'homéostasie énergétique tandis que le dernier se rapporte à l'homéostasie nutritionnelle. Aucun terme ne permettait jusqu'ici de décrire l'homéostasie émotionnelle ou le besoin de sécurité et de socialité.

Dans un tel contexte, il n'est pas surprenant qu'entre experts et mangeurs quelques malentendus se soient installés sur le sens de certains mots, notamment sur celui de rassasiement. Pour les premiers, le rassasiement se comprendrait comme une diminution de la faim qui aboutirait à la satiété. Les seconds l'envisageraient plutôt comme une diminution de leur motivation à manger. Pour eux, le rassasiement, être rassasié, s'entendrait comme une diminution puis une disparition de l'envie de manger. Ils atteindraient la satiété, mais ne pourraient s'arrêter de manger qu'une fois la motivation disparue.

Pour éclaircir ce malentendu, nous avons décrit avec plus de précision les trois stades de chaque besoin que nous avons étudiés. Ainsi pour lever l'équivoque sur le sens du rassasiement, j'ai préféré désigner la diminution de la faim par le terme de soulagement. Et réserver celui de rassasiement à la diminution de l'ensemble de tous les besoins.

À l'issue de cette réflexion, nous pouvons dire qu'il existe des besoins naturels, universels et permanents qui se manifesteront par la faim, les appétits spécifiques et l'inquiétude ou la prudence. C'est la détection de ces besoins qui constituera la motivation. La faim nous motivera à manger, les appétits spécifiques nous motiveront à rechercher les aliments qui combleront spécifiquement nos besoins en micronutriments, et la prudence nous motive à rechercher des aliments sûrs, indemnes de tout danger pour notre intégrité physique ou mentale.

La diminution de ces besoins, le rassasiement, correspond à une phase dynamique du plaisir dans laquelle on perçoit au fil de la consommation des aliments une décroissance du plaisir. Il se manifestera par des sensations de soulagement, de satisfaction et de réassurance. La disparition des besoins se traduira par la satiété, le contentement et la sérénité. À cet instant, l'ensemble de ses besoins satisfaits, ayant perdu toute motivation, le mangeur se sentira rassasié. Remarquons qu'il n'existe dans le langage courant aucun substantif pour désigner cet état. J'ai donc recherché dans des textes anciens un vocable qui pourrait convenir. Et je propose d'envisager l'absence de besoin comme la phase statique du plaisir qui correspondrait à l'état de paix du corps et de l'âme qu'Épicure désignait par le terme d'ataraxie.

Il serait donc plus logique de considérer l'ataraxie alimentaire comme le véritable signal de la fin de l'acte alimentaire, celui qui mettrait fin à toute motivation. L'absence de satiété conduirait à prolonger la consommation de l'aliment, tandis que l'absence de satisfaction ou de sérénité conduirait à se détourner vers de nouveaux aliments davantage susceptibles de combler le besoin nutritionnel ou de sécurité.

Les besoins émotionnels, quant à eux, sont plus inconstants, mais ils engendrent tout autant des motivations à manger. Celles-ci consisteront dans ce cas à rechercher un aliment réconfortant. Suivant la même logique, la consommation de l'aliment ne pourra cesser que quand le mangeur se sentira rassasié. Autrement dit, c'est seulement la survenue du réconfort attendu qui permettra d'atteindre l'ataraxie alimentaire, signe que la motivation à l'origine de la prise alimentaire aura bien disparu.

| Homéostasie | Détection du besoin | Apparition | Motivation à... | Diminution | Disparition |
|---|---|---|---|---|---|
| **Énergétique** | Déficit énergétique | Faim | Manger | Soulagement | Satiété |
| **Nutritionnelle** | Déficit nutritionnel | Appétits spécifiques | Manger un aliment spécifique | Satisfaction | Contentement |
| **Sécurité/ socialité** | Aliments suspects ou comportement transgressif | Inquiétude | Manger un aliment sûr | Réassurance | Sérénité |
| **Émotionnelle** | Appréciation négative d'une situation | Tension | Manger un aliment réconfortant | Réconfort | Détente |
| | | | | Rassasiement *« plaisir en mouvement »* | Ataraxie alimentaire *« plaisir en repos »* |

## C'est le plaisir qui rassasie !

Définir le plaisir est une entreprise complexe. Et davantage encore quand il s'agit du plaisir alimentaire. Il existe de nombreuses conceptions du plaisir et nous n'allons pas nous livrer à un inventaire de toutes leurs formes. Celle qui me semble la plus explicative du plaisir alimentaire revient selon moi à Épicure que l'on retrouve dans l'un des rares documents qu'il a laissés à la postérité : la *Lettre à Ménécée.*

Épicure y décrit la faim et la soif comme des processus de réparation dont la finalité est de compenser la déperdition inéluctable de nos atomes corporels. Le plaisir de boire et de manger correspond selon lui à un processus de restauration de notre nature. Ce qui n'est qu'une autre façon d'exprimer les théories homéostatiques. Dans l'esprit d'Épicure, le plaisir, loin de l'image de débauche qu'on lui a associée, doit être compris comme l'indicateur de la satisfaction des désirs naturels et nécessaires. C'est en ce sens seulement qu'il devient le but de la vie. Il s'agit donc d'un plaisir régulateur, modérateur des prises alimentaires. Très éloigné des conceptions qui nous le présente comme une incitation à consommer tant et plus, comme une quête qui entraînerait l'individu sur les pentes d'une jouissance sans limites et le conduirait sur les chemins de la perdition en le détournant de celui de la vertu.

« Quand donc nous disons que le plaisir est le but de la vie, nous ne parlons pas des plaisirs voluptueux et inquiets, ni de ceux qui consistent dans les jouissances déréglées, ainsi que l'écrivent des gens qui ignorent notre doctrine, ou qui la combattent et la prennent dans un mauvais sens. Le plaisir dont nous parlons est celui qui consiste, pour le corps, à ne pas souffrir et, pour l'âme, à être sans trouble. Car ce n'est pas une suite ininterrompue de jours passés à boire et à manger, ce n'est pas la jouissance des jeunes garçons et des femmes, ce n'est pas la saveur des poissons et des autres mets que porte une table somptueuse, ce n'est pas tout cela qui engendre la vie heureuse, mais c'est le raisonnement vigilant, capable de trouver en toutes circonstances les motifs de ce qu'il faut choisir et de ce qu'il faut éviter[1]. »

Combien de fois a-t-on entendu dire : « C'est bon pour la santé et en plus ça fait plaisir » ? Une manière de nous faire comprendre que le plaisir serait un bonheur facultatif qui viendrait en plus de la santé. Une sorte de cerise sur le gâteau. Comme si la nature s'était donné le mal d'inventer le plaisir dans le seul dessein de nous faire plaisir. C'est bien mal la connaître. Et c'est vite oublier que le plaisir est le moyen retenu par des millions d'années d'évolution pour récompenser les êtres vivants de leurs bons comportements. Mieux vaudrait voir dans le plaisir une ruse utilisée par la nature pour nous faire croire que nous faisons de bon gré ce que la nécessité nous impose.

Nous avons décrit la faim comme une sensation inconfortable dont la disparition occasionne un soulagement. C'est ce soulagement qui est ressenti comme un plaisir. Lorsqu'un sujet a faim, quel que soit l'aliment qu'il consomme, apprécié ou non, il éprouvera pour le moins le plaisir de ne plus avoir faim. Dans l'intervalle de temps qui sépare la faim de la satiété, il aura consommé la quantité de calories dont il a besoin pour compenser les dépenses de son organisme.

Il faut bien convenir que le plaisir ne sera que plus grand si, de plus, il obtient de soulager sa faim avec un aliment qu'il apprécie et que précisément il désire manger à ce moment-là. La satisfaction qu'il en retirera viendra d'autant augmenter le plaisir éprouvé. La nature faisant bien les choses, il se trouve que la satisfaction de consommer précisément l'aliment dont on a envie coïncide souvent avec la satisfaction des besoins nutritionnels. Sans qu'il le sache, et en se fiant à son seul plaisir, l'individu qui désire une soupe de poireaux consomme peut-être les sels minéraux qui lui font défaut. Tandis que celui qui désire une entrecôte grillée reconstitue ses stocks d'acides aminés ou encore que celui qui se trouve attiré par le bleu d'Auvergne régule peut-être ses besoins en calcium.

Mais manger procure également le soulagement des tensions accumulées dans le corps sous l'effet de nos émotions. La consommation d'un aliment apprécié entraînera la sécrétion de substances qui réduiront ces tensions en procurant une sensation de réconfort qui viendra d'autant augmenter notre plaisir de manger.

C'est la somme de tous ces plaisirs, procurés par le soulagement de la faim, la satisfaction de manger un aliment apprécié, mais précisément au moment où nous estimons en avoir besoin, ainsi que le sentiment de réconfort que tout cela occasionne lorsque l'acte alimentaire se déroule dans un climat de sécurité, que nous appelons le plaisir alimentaire.

Comme on le devine, la recherche du plaisir alimentaire le plus élevé a donc ses exigences. Elle impose la présence de la faim, suffisamment de choix alimentaire pour pouvoir répondre à la diversité de nos besoins nutritionnels et l'assurance d'être en sécurité avec notre nourriture.

Que la faim manque, que l'aliment ne soit pas adapté à l'attente ou que le mangeur s'inquiète ou se culpabilise de ce qu'il ingère et le plaisir diminue. Lui indiquant en cela qu'il s'éloigne de la satisfaction de ses besoins ou qu'il met sa santé en péril. On peut donc voir le plaisir comme un indicateur de la justesse de nos comportements. Plus le plaisir serait élevé, plus le comportement serait juste. Et inversement.

### Le plaisir alimentaire est un plaisir composite

C'est sans doute le caractère composite du plaisir alimentaire qui en fait la difficulté à le décrire. On voit qu'il faut le comprendre comme une somme de différents plaisirs qui traduisent la satisfaction de différents besoins aussi hétérogènes que le besoin énergétique, émotionnel, social, esthétique... Si l'un d'eux vient à manquer cela ne suffit pas à faire disparaître la totalité du plaisir. On peut donc souvent éprouver un plaisir alimentaire, même quand tous les plaisirs qui le composent ne sont pas réunis. Si bien, par exemple, qu'il peut incontestablement y avoir un plaisir à manger sans faim. Mais quelles que soient les qualités d'un aliment, il faut aussi admettre que la faim ne pourra que venir les renforcer.

Comme Épicure l'énonçait, « le plaisir est le commencement et la fin d'une vie heureuse [...]. C'est de lui que nous partons pour déterminer ce qu'il faut choisir et ce qu'il faut éviter [...]. Une théorie non erronée des plaisirs doit rapporter tout choix et toute aversion à la santé du corps et à la paix de l'âme, puisque c'est là la perfection même de la vie heureuse ».

Encore avec Épicure, je suggère aussi que nous distinguions bien deux phases du plaisir. La première coïncidant avec le rassasiement correspondrait à une phase dynamique du plaisir, un plaisir en mouvement, dont on percevrait la diminution au fur et à mesure que les différents besoins seraient satisfaits. La seconde coïncidant avec l'ataraxie alimentaire et qui correspondrait à une phase statique du plaisir, un plaisir en repos, qui se traduirait par le bonheur de s'affranchir momentanément de tout désir alimentaire.

Si Épicure avait encore été de ce monde, il aurait sans doute été heureux d'apprendre que la science lui avait donné raison. Récemment, des chercheurs ont voulu comparer la perception du rassasiement entre des sujets obèses et des sujets de poids normal. Pour cela, ils leur ont proposé de consommer une boisson chocolatée et noté la quantité consommée en fonction de leur perception du rassasiement. Résultat : les sujets obèses ont consommé davantage de boisson chocolatée que les sujets de poids normaux. Ils signalèrent également une plus grande difficulté à se rassasier. Dans le même temps, les chercheurs ont constaté que les sujets obèses avaient fabriqué moins de dopamine, considérée comme l'hormone du plaisir et de la récompense. Ils en ont conclu que les sujets obèses étaient moins bien récompensés. Ils étaient contraints de consommer de plus grandes quantités de nourriture pour sécréter une quantité de dopamine équivalente à celle des sujets normaux et éprouver la sensation d'être rassasiés[2].

## Compétition entre les différents besoins et conflits de motivation

Si, en temps normal, le comportement alimentaire est capable d'assurer l'ensemble des régulations sans qu'aucune se fasse aux dépens des autres, il faut aussi constater que, selon les circonstances, les systèmes de régulation peuvent entrer en compétition les uns avec les autres. Dans ce cas, une régulation peut « confisquer » le comportement alimentaire à son profit et ceci au détriment des autres régulations.

Ainsi, nous avons vu qu'en cas de déficit en vitamines ou oligo-éléments l'homéostasie énergétique pouvait être sacrifiée au profit de l'homéostasie nutritionnelle. Tout simplement parce qu'il serait beaucoup plus grave pour la survie de l'organisme de laisser évoluer la carence d'une substance vitale que de laisser le poids s'élever de quelques kilos.

De la même façon, on observe couramment le sacrifice de l'homéostasie énergétique au profit de l'homéostasie émotionnelle. Là encore il serait peut-être beaucoup plus grave pour la survie de l'organisme de laisser évoluer une souffrance émotionnelle que de prendre quelques kilos. Il n'est pas si rare d'entendre des patients affirmer que sans la nourriture ils ne pourraient supporter l'état de mal-être dans lequel ils se trouvent. Certains disent même que sans la nourriture ils se suicideraient.

Au bout du compte, il est probable que notre organisme « juge » le maintien de l'homéostasie énergétique assez secondaire en regard d'autres homéostasies dont la rupture aurait des conséquences peut-être plus dramatiques pour la survie de l'individu.

C'est dans le même esprit que l'on peut envisager le désir de minceur de certaines personnes comme une expression de l'homéostasie sociale. Ne faut-il pas voir ce désir de minceur comme une volonté de s'intégrer au groupe social dominant en adoptant ses normes corporelles ? Et n'exprime-t-il pas la crainte du rejet et de l'exclusion dont sont victimes les obèses dans notre société ?

Malheureusement, il est à craindre que pour nombre de personnes cette forme de l'homéostasie sociale s'effectuera aux détriments des autres homéostasies. Les empêchant de manger à leur faim, en fonction de leurs appétits ou pour se réconforter. Et finalement, les difficultés à conserver le poids atteint ne feront qu'exprimer les conflits de motivation suscités par les différents besoins de l'individu.

CHAPITRE 5

# Le mangeur rationnel

Nous savons donc que le comportement alimentaire normal est principalement contrôlé par des sensations et par des émotions. Il est plus secondairement influencé par des cognitions, conscientes ou non, et les émotions induites par celles-ci. Quelles sont les conséquences si l'on veut modifier l'ordre des choses ? Que devient un mangeur qui prétend contrôler mentalement son comportement alimentaire ?

## La restriction cognitive

En 1975, Peter Herman et Janet Polivy[1], deux psychologues canadiens, ont remarqué qu'un grand nombre de leurs patients présentaient des préoccupations excessives pour leur poids et leur alimentation et, de ce fait, adoptaient des comportements et des modes de pensée très comparables. Ils ont désigné cette double préoccupation par le terme de *restriction cognitive*, défini comme *une intention de contrôler mentalement ses apports alimentaires dans le but de perdre du poids ou de ne pas en prendre*. Ils ont montré à quel point l'idée de se servir de sa nourriture pour contrôler son poids pouvait altérer la relation naturelle du mangeur avec ses aliments, qui se trouvait alors dominée par l'idée suivante : « Ce que je mange me sert à rester mince et en bonne santé. » Dans le même temps, l'évidence de devoir surveiller son poids s'inscrivait elle aussi dans une nouvelle relation du mangeur avec son corps, qui pouvait s'exprimer ainsi : « La valeur personnelle d'un individu est inversement proportionnelle à son poids[2]. » La définition qu'ont donnée Herman et Polivy de ce trouble appelle déjà plusieurs remarques.

• En premier lieu, les deux auteurs ont défini la restriction cognitive comme une *intention* et non comme un comportement observable. En conséquence, pour être en restriction cognitive, il n'est nullement nécessaire que le sujet parvienne à assurer un contrôle effectif de ses apports alimentaires, ni qu'il parvienne à maîtriser son poids. Il lui suffit d'en avoir l'intention.

• En deuxième lieu, comme les critères de poids n'interviennent pas dans la définition de la restriction cognitive, elle peut de ce fait concerner tous les mangeurs, qu'ils soient obèses hyperphages en proie à des compulsions répétées, ou bien simplement des personnes qui « font attention à leur ligne » avec plus ou moins de bonheur selon les moments. Le poids ne constitue donc pas un indicateur du degré de restriction.

• Enfin, selon que le sujet contrôle avec ou sans succès son comportement alimentaire, il devient possible de décrire deux états opposés de la restriction cognitive.

Dans un premier cas, le mangeur concrétise ses intentions et parvient effectivement à suivre les règles qu'il entend respecter pour aboutir dans ses projets de maîtrise du poids. Ces règles correspondent aux idées, aux cognitions, qu'il entretient sur la bonne manière de manger pour maigrir. Cet état est donc dominé par un contrôle mental (ou contrôle cognitif) des apports alimentaires. Dans la mesure où le mangeur ignore délibérément ses sensations alimentaires (la faim, les appétits spécifiques et le rassasiement), Herman et Polivy parlèrent d'un état d'inhibition des sensations alimentaires.

Dans le second cas, les intentions et les décisions ne sont pas suivies d'effets. Le comportement alimentaire est dominé par la défaillance du contrôle mental. Car c'est bien là tout le problème de ce type de contrôle : on peut facilement le perdre. Le mangeur se met à manger de manière impulsive sans rapport avec les règles auxquelles il avait l'intention de se soumettre. Le comportement alimentaire passe alors sous le contrôle de processus émotionnels : on aboutit à des accès hyperphagiques, des séances de grignotage, des compulsions alimentaires ou des boulimies que Herman et Polivy ont décrits comme des états de désinhibition.

Le comportement alimentaire étant toujours contrôlé, il est bon de rappeler que le terme de contrôle évoque un succès du contrôle mental. Alors que celui de perte de contrôle évoque une défaillance de ce type de contrôle et une prise de contrôle du comportement alimentaire par les émotions.

| Contrôle | Perte de contrôle |
|---|---|
| État d'inhibition des sensations alimentaires | État de désinhibition des sensations alimentaires |
| Comportement alimentaire principalement contrôlé par les cognitions | Comportement alimentaire principalement contrôlé par les émotions |
| Contrôle mental | Contrôle émotionnel |

Il est habituel que ces deux états alternent entre eux avec une fréquence très variable. Ils peuvent se succéder au cours de la même journée. Ce sont les bonnes résolutions que l'on prend dès le petit matin et qui cèdent… sur le chemin du travail, à la pause de 10 heures, au déjeuner, sur le chemin du retour, juste avant le dîner ou pendant le dîner ou dans la soirée. En fait, on ne sait jamais vraiment à quel moment on craquera. On sait seulement que cela finira par arriver.

« Chaque soir, dit Joséphine en se couchant, je me promets de commencer mon régime le lendemain. Mais chaque jour, je craque dès le petit déjeuner. Je ne résiste pas à mes tartines de confiture. Je me trouve nulle et sans volonté, mais je me jure que la prochaine fois sera la bonne. En attendant, j'en profite encore un peu. »
Caroline se lève tous les matins pleine de bonnes résolutions. Elle se promet chaque fois que ce jour sera le bon : elle ne craquera pas. Elle tient sans difficulté la première partie de la journée. Mais dès le début de l'après-midi, elle sent poindre l'anxiété à l'approche du danger : le retour à la maison, le moment où elle devra livrer son combat. Comme pour la petite chèvre de M. Seguin, au coucher du soleil, la bataille commence et chaque heure redouble son intensité. Mangera ? Mangera pas ? L'objectif étant d'atteindre le jour suivant sans toucher à la nourriture interdite. Il est rare que Blanchette voie le jour suivant sans avoir été vaincue.

À l'opposé, les bonnes résolutions peuvent durer plusieurs années. Certaines personnes semblent en effet parfaitement s'accoutumer à leur régime. Elles tiennent bon, sans frustrations ou efforts apparents, pendant plusieurs années. Puis, au décours de l'une de ces difficultés que réserve la vie, un divorce, la maladie ou la perte d'un proche, des déboires professionnels, une grossesse, un déménagement, etc., elles décrochent doucement, parfois brutalement, et basculent dans la perte de contrôle. La caractéristique de ce contrôle mental c'est sa grande fragilité. On peut le perdre en un clin d'œil : il suffit parfois d'une odeur qui vous chatouille le nez ou d'une boîte de chocolat posée sur une table. Un état de fatigue, un coup de déprime peuvent aussi jouer le rôle de déclencheur, à moins que ce ne soient des événements de vie plus conséquents, des pertes, des séparations, etc. Quoi qu'il en soit, une fois ce contrôle perdu, qui sait quand on parviendra à le rétablir ?

> Céline est une petite femme ronde de 1,57 mètre. Dès son adolescence, elle se préoccupe de son poids. Elle pèse 54 kilos. À l'âge de 20 ans, à la suite d'une maladie qui lui fait perdre du poids, elle atteint 48 kilos. « Plus je maigrissais, plus j'avais envie de maigrir. » Pour se maintenir, elle renonce à manger. Par la force de la volonté, elle ne se nourrit plus que de légumes et de yaourts, rarement un peu de volailles ou de poissons. Elle supprime son petit déjeuner, évite soigneusement toutes les occasions assorties de repas. « J'avais une ligne impeccable, je me sentais capable de résister à tout. » Elle n'a même pas l'impression de faire un régime, ne ressentant ni faim ni envie. Elle tient ainsi... vingt-cinq ans ! À 45 ans, elle découvre que son mari la trompe avec une femme plus jeune qu'elle. La vie conjugale se détériore, le couple décide de se séparer. Mais le divorce a lieu dans des conditions extrêmement difficiles. Céline se retrouve seule et se bat pour obtenir quelques ressources financières que lui refuse son ex-mari. Elle ne peut plus tenir son régime. Elle craque, se met à manger compulsivement. Son poids augmente vertigineusement. Vingt-cinq années de frustrations s'expriment d'un coup. En cinq ans, elle double son poids et atteint 98 kilos !

Longtemps, les spécialistes ont considéré que seules les pertes de contrôle faisaient la gravité de la restriction cognitive. L'augmentation du poids, le sentiment d'échec personnel, la dépression consécutive à l'impuissance de se contrôler, l'appréhension face aux aliments produisant les pertes de contrôle : tout cela paraissait expliquer la totalité des nuisances de l'état de restriction. Les effets délétères du contrôle mental semblaient quant à eux totalement négligés. Au point que certains nutritionnistes estiment aujourd'hui encore qu'un contrôle mental réussi constituerait la seule bonne réponse aux problèmes de poids[3].

Ma conviction, que je tenterai de vous faire partager, est que le contrôle et la perte de contrôle mental sont des situations tout aussi anormales. Mais en réalité, à la lumière de nos nouvelles connaissances, ramener la restriction cognitive à une opposition entre un état d'inhibition et de désinhibition des sensations alimentaires serait très réducteur. Le problème se pose de manière bien différente et doit être envisagé comme un véritable combat entre les différentes instances, sensations, cognitions et émotions, pour s'emparer du contrôle du comportement alimentaire.

Aussi, je vous propose d'examiner maintenant les conséquences de cette intention de vouloir contrôler mentalement son comportement alimentaire. Nous allons découvrir comment la restriction cognitive modifie progressivement le comportement du mangeur en influençant la perception de ses sensations alimentaires jusqu'à les rendre complètement inutilisables et en le rendant définitivement dépendant de ses émotions.

## Quand tout se brouille

La plupart de nos contemporains se caractérisent aujourd'hui par le souci omniprésent qu'ils ont de ne pas grossir et de se nourrir en conséquence. Ils se distinguent par l'idée persistante qu'il existerait une bonne manière de manger, saine et équilibrée, une sorte de code de bonne conduite alimentaire, qu'ils sont censés adopter, mais dont, en même temps, il leur est difficile de préciser les commandements. C'est ainsi que, bien souvent, ils éprouvent, quoi qu'ils mangent, un vague sentiment de culpabilité ou tout au moins l'impression désagréable de ne pas manger comme ils le devraient. Le mangeur moderne se caractérise donc par ce que l'on désigne sous le terme de « dissonance cognitive ». Il s'agit d'un état de mauvaise conscience alimentaire qui se traduit par *une forme de vigilance constante sur sa manière de manger (il « fait attention ») et une inquiétude diffuse, d'ailleurs souvent peu dérangeante, produite par l'idée de ne pas agir conformément à ce que lui dicteraient ses devoirs de mangeur responsable.* Il éprouve ainsi continuellement le sentiment de transgresser des règles alimentaires que, dans le même temps, il admet être dans l'incapacité de définir clairement. Cependant, aussi longtemps que son poids ne lui cause pas d'inquiétude ou que sa santé ne le rappelle pas à l'ordre, il vit ces transgressions avec légèreté et insouciance. Mais, que quelques kilos viennent s'accrocher à ses hanches ou à son ventre, et son insolente désinvolture fond aussitôt comme neige au soleil. C'est alors que ces fameuses règles alimentaires, si incommodantes, retrouvent de leur attrait. De quoi parlait-on déjà ? De ne pas manger entre les repas, de prendre un petit déjeuner, d'éviter le gras ? Soudainement, ces recommandations qui semblaient inutiles et si encombrantes lui reviennent à l'esprit. Pour dissiper les quelques kilos excédentaires, le mangeur devient plus appliqué. Essayant d'adopter un comportement qu'il juge plus conforme à l'idée qu'il se fait de la bonne conduite alimentaire. Tout est prêt pour que la restriction cognitive s'installe.

## Premier stade : quand on ignore ses sensations

L'intention de contrôler son poids impose d'adopter un certain nombre de mesures diététiques, dans le but de maigrir ou simplement de ne pas grossir. Pour atteindre ces objectifs, le mangeur décide généralement de modifier sa manière de manger et de respecter un cortège de règles constituant un régime amaigrissant. Il peut également s'en remettre aux conseils des pouvoirs publics qui le mettent en garde contre une manière de manger trop insouciante. Il décide alors de ne plus se fier à ses propres sensations alimentaires, qu'à ce stade il ressent encore fort bien.

Ces nouvelles pratiques alimentaires sont composées de tout ce qu'il est possible d'entendre, de voir ou de lire sur la manière de perdre du poids. Il peut aussi bien s'agir d'informations émanant d'autorités médicales, d'avis recueillis dans le panorama médiatique ou de simples opinions personnelles sur le sujet. Les règles diététiques les plus fréquemment évoquées sont : manger équilibré et faire des repas équilibrés, prendre trois repas par jour et surtout ne pas en sauter, manger copieusement le matin et alléger le repas du soir, manger beaucoup de certains aliments qui ne font pas grossir et éviter tous ceux qui font grossir.

J'ai déjà démontré dans des précédents ouvrages[4] qu'aucune de ces allégations ne reposait sur un fondement scientifique. Je me contenterai seulement de revenir sur quelques points essentiels.

• Il n'est pas utile de manger équilibré ni de faire des repas équilibrés pour maigrir. Certaines personnes prennent du poids en se nourrissant de façon parfaitement équilibrée. Un menu équilibré reste équilibré même quand les portions sont multipliées par deux. D'autres peuvent maigrir en suivant des régimes totalement déséquilibrés et même parfois dangereux pour leur santé. Seule la quantité de calories est déterminante.

• Il est inutile de s'obliger à prendre trois repas par jour ou de s'interdire de manger entre les repas pour perdre du poids. Les physiologistes ont démontré que l'on pouvait tout aussi bien maigrir que grossir en faisant de 1 à 17 repas par jour. Encore une fois, seule la quantité de calories est importante.

### Ne pas confondre collation et grignotage

Les grignotages se définissent par des consommations alimentaires non motivées par la faim. Il s'agit de surconsommations qui peuvent entraîner des prises de poids dès lors qu'elles ne seront pas compensées par la régulation énergétique. Littéralement, on pourrait considérer que les personnes qui mangent le matin sans faim ne font que grignoter leur petit déjeuner !

À l'inverse, les collations sont des consommations motivées par la faim qui correspondent à des besoins énergétiques. Elles aboutissent à un fractionnement des prises alimentaires sans préjudice pour le poids. Dans les pays du Sud-Est asiatique, l'alimentation s'organise souvent autour de huit à dix prises alimentaires.

• Il est inutile de se forcer à manger le matin ou d'alléger le repas du soir. On peut aussi bien maigrir en ne mangeant pas le matin et en faisant un gros repas le soir. Encore et toujours, seule la quantité de calories est importante.

• Surtout, il est dangereux de croire que l'on pourrait manger en quantité illimitée certaines calories qui ne feraient pas grossir alors que d'autres feraient grossir quelle que soit la quantité consommée. Un peu comme s'il existait des calories de plume et des calories de plomb.

### Les graisses font-elles grossir ?

Avant la fin des années 1980, les études épidémiologiques affirmaient qu'une relation statistique existait entre la prise de poids et une consommation excessive de glucides. Les

nutritionnistes se mirent à prescrire des régimes réduisant la quantité de glucides tout en autorisant celle des graisses à volonté.
Leurs patients maigrirent puis regrossirent. À partir des années 1990, sont apparus des articles suggérant que la prise de poids serait davantage corrélée à des consommations excessives en graisses. Les nutritionnistes se mirent alors à prescrire des régimes réduisant la quantité de lipides tout en autorisant à volonté celle de glucides. Conciliants, leurs patients maigrirent puis regrossirent[5] !
Depuis peu de temps, nous voyons apparaître des travaux dans lesquels les auteurs s'étonnent de ne pas retrouver de corrélation entre le poids et la quantité de lipides ni même de glucides. En 2007, lors d'une communication au quarante-troisième congrès de l'Association européenne pour l'étude du diabète (EASD), le professeur Jeffery a présenté une étude effectuée sur des enfants âgés de 5 à 16 ans révélant que ceux qui avaient l'alimentation la plus « saine » étaient ceux qui avaient le plus de problèmes de poids. Et ceux qui avaient l'alimentation la plus riche en graisses avaient un poids plus bas et moins d'anomalies métaboliques. Surpris par ses propres résultats qu'il jugeait en contradiction avec les thèses classiques, le professeur Jeffery conclut que « la taille des portions avait un rôle probablement beaucoup plus important que le contenu de l'alimentation dans la survenue de l'obésité de l'enfant ».
La plupart des communications scientifiques récentes récusent toute relation entre l'obésité et la consommation de lipides ou de glucides. Elles mettent dorénavant l'accent sur le lien entre la prise de poids et la surconsommation calorique quelle que soit la nature des calories en cause. Ce revirement permettra enfin de poser les bonnes questions : comment expliquer que certaines personnes échappent à leurs processus de régulation et consomment au-delà de leurs besoins ?

• Mieux vaut retenir que toutes les calories font grossir dès lors qu'on en consomme au-delà des besoins et qu'elles échappent aux processus de régulation. Quelle que soit leur provenance, légumes, yaourt à 0 %, blanc de poulet, gâteaux, fromages ou charcuterie, quel que soit le moment de la journée où elles seront consommées. Pour dire les choses encore autrement, ce ne sont pas les lipides de l'apéritif, consommés sous forme de cacahuètes ou de rondelles de saucisson quand nous sommes affamés, qui sont les plus dangereux pour le poids, mais parfois le yaourt à 0 % ou le fruit que l'on consomme sans faim en guise de dessert.

Dans *Mafia Blues*, le film de Harold Ramis, un homme de main de Paul Vitti, un peu bas de plafond, dit à son collègue qui monte la garde devant la chambre du patron : « Je descends manger une graine. Je te rapporte quelque chose ? » Le collègue, un peu enrobé, réfléchit un instant et répond : « C'est quoi les sandwiches les moins gras ? » Et l'autre de rétorquer : « Les demi-sandwiches ! » C'est tellement évident que même les gangsters un peu limités sont au courant.

### Victoire, je n'ai pas craqué !

19 heures : J'ai vraiment très faim, je prépare des spaghettis aux légumes et j'ajoute deux tranches de blanc de dinde. Après le repas, j'ai encore faim. Je n'ai pas l'impression d'avoir mangé. Je sais que j'aurai encore faim ce soir. De plus, j'ai envie d'un dessert. Je me retiens. Je le prendrai plus tard.
20 h 30 : Je ne suis pas affamé, mais je n'arrête pas de penser à mon dessert, un mélange de céréales, de yaourt et de raisins secs. Je sais que c'est trop et que je le regretterai ensuite. Je pourrais prendre quelques gâteaux, mais saurai-je me contenter de trois ou quatre ? Idéalement, il faudrait que je ne mange plus rien jusqu'à demain matin.

22 heures : J'ai trop faim. Je troque le dessert pour trois tranches de jambon. J'espère que je m'arrêterai là et que je ne finirai pas par manger le jambon, plus le dessert. J'ai un peu moins faim après le jambon, mais j'ai toujours autant envie de mes céréales. Je décide de prendre un chewing-gum.
Je fume sept ou huit cigarettes entre minuit et 2 heures. Ça m'évite de manger. Ça me dérange de retomber dans ce type de schéma et ce nombre élevé de cigarettes.
4 heures : Je me réveille en pleine nuit. J'ai fait un cauchemar. J'ai faim. Pourvu que je me rendorme vite et que je ne craque pas.
8 heures : Victoire, je n'ai pas craqué.

On se doute que ne plus écouter ses sensations alimentaires, ne plus prendre en compte ses besoins, se fier à des recommandations standardisées et impersonnelles exposera assez rapidement à des conflits de motivation. En premier lieu, bien souvent le mangeur risque de se trouver en décalage avec ses besoins réels. Pour respecter les règles qu'il s'impose, il devra négliger ses sensations de faim, ignorer ses appétits spécifiques, ne pas tenir compte de son rassasiement. À maintes reprises, les principes qu'il s'efforce de suivre s'opposeront à ses propres sensations. En voici quelques exemples :

## Les règles alimentaires courantes

- Je n'ai pas faim, mais je *dois* manger (*Il ne faut pas sauter de repas*).
- J'ai faim, mais je ne *dois* pas manger (*Il ne faut pas manger entre les repas*).
- Je n'ai plus faim, mais je *dois* encore manger (*Il faut finir son repas pour ne pas avoir faim plus tard*).

• J'ai encore faim, mais je ne *dois* plus manger (*Il ne faut pas manger plus que ce qui est prescrit*).
• J'ai envie de cet aliment-ci, mais je *dois* manger cet aliment-là (*Il faut éviter certains aliments*).
• Je n'ai pas envie de cet aliment-ci, mais je *dois* manger cet aliment-là (*Il faut s'obliger à manger certains aliments*).

### ➤ *Quelles stratégies ?*

Lutter en permanence contre ses besoins naturels pour s'efforcer de respecter des principes diététiques n'est pas une chose aisée et imposera très rapidement la mise en place de stratégies destinées à résoudre les conflits de motivation et à lutter contre les fortes envies de manger qui ne manqueront pas d'apparaître. Trois types de stratégies sont couramment utilisés par le candidat à l'amaigrissement : les stratégies de réduction, d'évitement et de compensation.

**Exemple de stratégie de réduction**[6]

• Réduire les apports caloriques de 20 à 30 % par rapport aux apports antérieurs.
• Diminuer la quantité de corps gras.
• Acheter des produits dont la teneur en graisses est indiquée.
• Tenir des fiches cuisine sans matières grasses.
• Réduire la consommation des aliments à haute densité calorique ou en éviter certains (oléagineux, chips, fritures).
• Ne pas s'interdire totalement la consommation de sucre. Un ou deux sucres seront conservés.
• Apprendre à cuisiner sans matières grasses.
• Un soda sucré est occasionnellement accepté.

### Les stratégies de réduction des aliments

Elles consistent à limiter la fréquence de consommation de certains aliments ou catégories d'aliments jugés grossissants ou sur lesquels le contrôle se révèle périlleux (ne pas manger plus d'un gâteau par semaine, pas plus d'un féculent ou de deux carrés de chocolat par jour), à utiliser des aliments allégés ou des substituts de repas. Elles peuvent également consister à établir des quantités arbitrairement jugées suffisantes (consommer 150 grammes de viande, 60 grammes de pain, 30 grammes de fromage…). On peut encore retirer la totalité de certaines catégories d'aliments comme les corps gras ou les sucres simples…

### Les stratégies d'évitement

Elles consistent à échapper à toutes les situations dans lesquelles le risque de perte de contrôle ou de transgression des règles amaigrissantes augmenterait. Par exemple, il est fortement recommandé de ne pas avoir faim avant de se rendre à un dîner. Le mieux sera d'avoir dîné avant l'heure et de s'être rempli l'estomac de fromage blanc à 0 %, de jambon dégraissé, d'œuf dur, de soupe de légumes ou de pommes. Il est également bien vu, au cours des repas, de manger sans limites des montagnes de légumes dans l'espoir d'échapper à ses envies de fromage ou de dessert. « Au dîner, j'absorbe un grand bol de soupe, beaucoup de poisson, deux yaourts à 0 % et deux fruits. Je me dis qu'ainsi, l'estomac bien rempli, je tiendrai jusqu'au coucher sans succomber à mes envies de gâteaux. » On conseille souvent de ne pas s'exposer aux situations périlleuses. Contourner les rues commerçantes, quitte à faire un important détour : « Je connais tous les itinéraires en fonction de mes envies. Je sais, si je suis angoissée, qu'il faut absolument éviter les rues dans lesquelles se trouvent les pâtisseries. » Ne rien faire rentrer dans la maison : « Je n'achète aucun aliment dangereux, comme ça, c'est réglé. » Cacher les aliments dans la maison : « Comme je ne peux pas résister à un paquet de gâteaux, ma femme est obligée de cacher les gâteaux des enfants, sinon je les finirais. » Fuir la confrontation avec des aliments irrésistibles : « Pendant le goûter des enfants, il faut que je sorte de la cuisine à cause du Nutella. Je dîne parfois avant les enfants pour ne pas être tentée par ce qu'ils mangent. » Éviter de s'exposer même par la pensée en s'occupant frénétiquement : « J'ai toujours envie de ce qu'il y a devant moi. Il faut que je m'occupe pour ne pas y penser. À la maison, je ne pense qu'à ça. J'évite d'y rester trop longtemps pour ne pas être tentée. Pour m'occuper, je lis, je me balade, j'essaie même d'avoir des amis autour de moi. Mais quand l'obsession est trop forte, je cherche le moyen de les mettre dehors. » Enfin, les repas pris en commun sont l'objet de toutes sortes de manœuvres. Certains se contentent de manger leur pitance en compagnie du reste de leur famille, d'autres convertissent toute la famille au même menu. D'autres encore, tout bonnement, décident de ne plus se rendre dans les lieux mal famés où l'on sert de la nourriture « qui fait grossir ». Ils évitent donc les repas avec leur famille, ils mangent avant ou après ou à côté. Ils n'acceptent plus les invitations de leurs amis, à moins de pouvoir apporter leur repas dans un Tupperware ou de pouvoir disposer d'un menu sur mesure. À la rigueur, ils acceptent les invitations dans des restaurants japonais ou de poissons.

### Conseils pour éviter l'exposition aux aliments[7]

• Pour ne pas être exposé à la faim entre les repas :

— Ne pas sauter de repas.

— Manger des féculents à tous les repas.

— Prendre trois repas par jour à heures programmées.
— Des collations quantifiées à heures fixes seront éventuellement ajoutées en cas de fringale régulière ou bien en cas d'envie de manger.
• Gérer ses achats pour éviter l'exposition aux aliments :
— Éviter les rayons à risque des grandes surfaces.
— Ne pas faire ses courses aux horaires où l'on risque d'avoir faim.
— Acheter des aliments ou des plats en portions ou sachets individuels.
— Ne pas acheter les lots promotionnels.
— Ne pas stocker chez soi de trop grandes quantités d'aliments.
• Évitements dans certaines situations sociales :
— En cas d'apéritifs, choisir des jus de tomate, eaux minérales, sodas light, boissons anisées sans alcool. Ne pas s'installer près du buffet. Privilégier les tomates, les radis, les carottes crus, les bâtonnets au crabe, les olives vertes mais pas les noires. Et éviter cacahuètes, pistaches, chips, gâteaux d'apéritif.
— À table, se servir une seule fois. Laisser les sauces dans l'assiette. Laisser passer la salade et le fromage à son voisin sans se servir. Se servir un morceau de pain mais ne pas y toucher. Remplir son verre de vin mais ne pas le boire.
— Au restaurant, si on choisit de commander deux plats, on prendra deux plats peu riches ou un plat riche et un plat léger. Si on choisit de commander trois plats, on prendra un plat riche et deux plats légers.
— Dans les cocktails, s'éloigner du buffet et aller s'asseoir plus loin.

## Les stratégies compensatoires

Elles consistent à mettre en place une gestion des « écarts » alimentaires. Celle-ci se traduira par des réductions caloriques destinées à anticiper ou à compenser les écarts, imitant parfaitement en cela un système de punition et de récompense. S'il anticipe un écart prévu, le mangeur se récompensera de ses efforts, souvent avec démesure, au repas suivant : « Je me restreins dans la journée car je sais que je vais me lâcher ce soir. » S'il compense un écart déjà commis le mangeur se punira, avec souvent la même démesure, lors du repas suivant selon l'appréciation qu'il fait de sa faute : « Dès que je fais un repas un peu important, je compense avec une soupe et un yaourt au repas d'après pour effacer mon ardoise. » Au bout du compte, les aliments avec lesquels il se récompense deviennent de plus en plus désirables. Alors que les aliments avec lesquels il se punit deviennent de plus en plus aversifs. On a beau adorer les légumes, certains s'y entendent à merveille pour vous les rendre antipathiques.

Observons qu'il s'agit là d'un apprentissage d'un mode de consommation boulimique. Les aliments « maigres » sont utilisés comme des stratégies compensatrices exactement comme font les boulimiques avec les vomissements, le sport à outrance, les médicaments, etc. Suivant en cela les préconisations de certains nutritionnistes qui considèrent qu'une séance de jogging ou un substitut de repas permettront de compenser ou d'anticiper un écart : « L'activité physique est une nécessité pour l'organisme, et ce qui n'est pas négligeable, elle permet de compenser certains écarts alimentaires. » Le bon sens nous rappelle que nous ne faisons pas rouler nos voitures pour vider leur réservoir, mais que nous remplissons leur réservoir pour les faire rouler !

**Exemples de stratégies compensatoires[8]**

• La consommation de pâtisseries, chocolat, glaces, sera compensée par le jeu des équivalences.
• En cas de repas convivial prévu, le patient commence dès le matin à « économiser » des calories, essentiellement lipidiques, pour se donner la possibilité de consommer un déjeuner ou un dîner plus copieux. L'objectif étant de préserver des apports alimentaires constants.
• En cas de faim occasionnelle entre les repas, prendre une collation et retirer l'équivalent au repas suivant.
• En cas de faim occasionnelle au cours d'un repas, consommer davantage de légumes et/ou de féculents et/ou de pain en diminuant d'autant si possible les quantités du repas suivant.

### ➤ *Du contrôle mental au sentiment d'échec*

L'ensemble de ces stratégies et la nécessité d'opérer à chaque prise alimentaire des choix pertinents en termes de poids et de santé dessinent l'émergence d'une nouvelle race de mangeurs : les mangeurs réflexifs[9]. Selon François Ascher, professeur à l'université Paris-VIII, pour les personnes les plus réflexives, chaque choix d'un met, chaque composition d'un repas, peut être décidé en fonction d'une évaluation des différents risques et avantages qu'il est susceptible d'engendrer. Manger devient un vrai travail à plein temps qui occupe les pensées bien avant l'heure des repas et qui peuvent parfois envahir l'individu au point de l'empêcher de se concentrer sur ses autres activités quotidiennes.

C'est toujours François Ascher qui fait remarquer que dans cette nouvelle relation avec ses aliments, les transgressions aux règles alimentaires sont moins marquées par la honte, qui témoigne d'une transgression à une règle qui aurait été imposée à l'individu, ou par la culpabilité, qui témoigne d'une transgression à une règle que l'individu aurait intériorisée. Mais par le sentiment d'échec personnel, qui traduit la transgression par rapport à une règle qu'il se serait librement choisie. Il pourra par la suite attribuer cet échec à des causes multiples, à McDonald's, à la société ou à lui-même. Ce qui, dans ce dernier cas, l'exposera à la dépression. C'est bien, en effet, le programme des réjouissances qui attend le mangeur moderne. Ses aliments le soumettent en permanence à une inondation émotionnelle : le désarroi, la culpabilité, la honte de soi, la perplexité, l'anxiété, le sentiment d'échec, la dépression…

Au bout du compte, l'installation d'un régime organisé, définissant précisément ce que l'on doit manger et ce qui est interdit, avec ou sans l'aide d'un professionnel de santé, apparaît comme un processus de renforcement des stratégies de contrôle et de mise en place de mécanismes de défense permettant de maintenir le contrôle mental nécessaire au projet d'amaigrissement.

Cette première phase était caractérisée par la prédominance des pensées conscientes et un comportement volontariste. Les processus de décision et les choix alimentaires étaient essentiellement motivés par des cognitions inspirées du désir de maigrir ou de ne pas grossir. Les sensations de faim et les appétits spécifiques étaient correctement perçus mais n'étaient plus considérés comme des motivations pertinentes et ne jouaient plus qu'un rôle secondaire dans les processus de décision. À ce stade, les émotions induites par la restriction cognitive et les émotions extra-alimentaires influencent encore peu le comportement du mangeur qui reste toujours libre, s'il le décide, d'abandonner son contrôle mental et de restaurer le contrôle sensoriel de son comportement alimentaire.

## Deuxième stade : quand on ne peut plus respecter ses sensations

Cette deuxième phase de la restriction cognitive est essentiellement dominée par l'irruption de pensées inconscientes (on parle de *processus cognitifs*) et d'*émotions induites* par la nouvelle relation du mangeur avec ses aliments. Ces émotions induites proviennent de l'influence supposée que produirait la consommation de certains aliments sur notre poids. Ainsi, quand je pense que le chocolat me fait grossir, je peux éprouver à cette seule idée une émotion de l'ordre de l'inquiétude, de l'anxiété, parfois de la panique. Cette phase se caractérise par la difficulté de respecter ses sensations alimentaires bien que leur perception soit encore possible.

### ➤ *Quelles pensées ?*

Les processus cognitifs incitent la personne, à son insu, à manger au-delà de sa faim et viennent se substituer à ses sensations alimentaires. Ils pourraient être exprimés de la manière suivante.

**Mécanismes mentaux induisant les surconsommations**

**Aliments non grossissants**

« Si je mange beaucoup d'aliments non grossissants, je n'aurai plus envie des aliments grossissants que je m'interdis. »

**Aliments grossissants**

« Si je consomme un aliment grossissant, je dois en profiter au maximum car je n'y aurai plus droit par la suite. »

Le discours diététique institutionnel, qu'il soit exprimé par les médecins dans la perspective d'une perte de poids ou par le PNNS dans une perspective de prévention, nous habitue progressivement à diviser les aliments en deux catégories. Une première qui ne ferait pas grossir et que l'on pourrait manger en toute sérénité. Une seconde qui ferait grossir et qu'il conviendrait de manger moins ou parfois plus du tout. Nous évoluons dans un paysage alimentaire simple, binaire et faussement rassurant dans lequel se promènent des aliments « non grossissants » qu'il faut manger (*Pour votre santé, mangez au moins cinq fruits et légumes par jour*) et des aliments « grossissants » qu'il vaut mieux éviter (*Pour votre santé, mangez moins gras, moins sucré, moins salé*).

L'immense avantage de ce système réside précisément dans sa grande simplicité. Son grand inconvénient est qu'il nous incite malheureusement à surconsommer, aussi bien quand nous mangeons des aliments grossissants que des aliments non grossissants. En effet, dans la mesure où nous considérons que certains aliments ne font pas grossir, il devient naturel de les manger sans retenue, comme nous y invitent d'ailleurs les nutritionnistes, et parfois bien au-delà de sa faim. À l'inverse, dans la mesure où nous considérons que certains autres aliments font grossir, il devient naturel de vouloir les éviter. Toutefois, lorsque nous les consommons, ce qui ne manque pas d'arriver, nous prenons conscience qu'il n'est guère aisé de s'arrêter de les manger. Et que bien souvent, là encore, nous risquons de dépasser les limites de notre faim. Le danger de ce raisonnement dichotomique est généralement d'aboutir à une surconsommation des deux catégories d'aliments.

Toutefois les raisons qui nous poussent à dépasser notre faim diffèrent selon que nous estimons manger des aliments grossissants ou non grossissants.

*Si je mange beaucoup d'aliments non grossissants, je n'aurai plus envie des aliments grossissants que je m'interdis.* Ce qui pousse le mangeur à surconsommer les aliments non grossissants, c'est une idée, une cognition. Il se gave de légumes verts, de blancs de poulet, de laitages à 0 % dans l'espoir de chasser ses envies de pâtés, cassoulet et desserts au chocolat. Plus je mangerai des premiers, moins j'aurai envie des seconds, se dit-il. Le résultat est que sa faim disparaît, ses envies de légumes verts, blancs de poulet et yaourt à 0 % s'effacent, mais celles d'aliments interdits ne diminuent pas pour autant. Il arrive plus souvent qu'elles augmentent. Au point qu'il serait dangereux, immoral pourrait-on dire, presque cruel, de glisser sous son nez une mousse au chocolat. Il faut parier qu'elle pourrait bien être mangée, même sans faim ! Une pensée inconsciente s'est substituée à une sensation alimentaire dans le processus de motivation/décision. Non seulement, par crainte de succomber à ses envies, il a mangé sans faim des aliments non grossissants, tout en restant entièrement exposé au risque de manger les aliments grossissants. Nous verrons plus loin comment la peur de craquer fait disparaître ses sensations alimentaires.

*Si je consomme un aliment grossissant, je dois en profiter au maximum, car je n'y aurai plus droit par la suite.* Comme ces fameuses envies ne disparaissent pas, le risque d'y céder est bien réel. De fait, quand il succombe, plutôt que manger une part normale qui correspondrait à sa faim, le mangeur se surprend à vider son assiette et à dévorer comme un pauvre diable qui aurait connu la guerre, les famines, la peste et la sécheresse. Certains luttent depuis si longtemps contre les privations et les frustrations qu'ils se comportent comme s'il leur fallait rattraper en une fois tout le retard accumulé.

Toutefois, cette explication ne permet pas de comprendre pourquoi le même comportement se répète tous les jours. À se gaver ainsi d'aliments tant convoités, la frustration devrait finir par se dissiper. C'est qu'en vérité, un tout autre mécanisme opère. Conscient de commettre un écart qui l'empêche de maigrir ou le fait grossir, le mangeur se jure de ne plus commettre les mêmes fautes durant tout le temps de sa perte de poids. Il se retrouve ainsi dans la situation de celui qui mange son dernier morceau de fromage, son dernier quart de pizza, sa dernière barre de chocolat. Dans ce cas, autant profiter de cette ultime occasion et faire des provisions pour anticiper sur la pénurie qui s'annonce. Une fois encore, ce n'est plus la faim qui motive le comportement du mangeur. Une cognition inconsciente s'est substituée à une sensation alimentaire dans le processus de motivation/décision. Bien que la satiété soit correctement perçue, le mangeur se trouve dans l'impossibilité de s'arrêter de manger. Il est sous le contrôle de processus cognitifs inconscients.

### ➤ *Quelles émotions ?*

Nous avons décrit comment des cognitions conscientes et inconscientes empêchaient le mangeur de respecter ses sensations alimentaires, le conduisaient à ignorer sa faim, ses appétits et son rassasiement. Le malheur, c'est que ces idées sur la bonne manière de manger, sur les conséquences pondérales des aliments, donnent aussi naissance à de nouvelles émotions induites, qui à leur tour provoquent de nouveaux désordres.

Progressivement, le comportement alimentaire du mangeur s'organise autour de ses émotions induites : la peur, le couple frustration-culpabilité, le sentiment d'insécurité et le trouble du réconfort[10].

Les *peurs du mangeur* sont constamment présentes. Elles se manifestent par la peur d'avoir faim, celle de craquer sur les aliments « interdits », celle de manquer des aliments « interdits ».

**Extraits du carnet alimentaire d'Esméralda Peur de manquer**

Du fromage, du jambon de Serrano : Je retrouve les saveurs de mon enfance. C'est une vraie joie de manger tous ensemble. Je mange tout ce dont j'ai envie. *Je ferai attention demain…*

Des *tortillas de aceite*, des pâtisseries locales à base d'huile d'olive et de sucre. Je me délecte, je suis hypercontente de goûter avec mes parents… Je plonge dans des souvenirs… Je culpabilise tout en mangeant et ça me donne encore plus faim, je crois. *Je ferai attention ce soir…*

Nous sommes en vacances. La famille est réunie. Nous prenons le dîner sur la terrasse et les enfants sont couchés. C'est toujours un réel plaisir de manger tous ensemble et là je le dis… *Je ferai attention à mon retour de vacances…* C'est pas bien mais tant pis !

Deux menus McChiken avec des frites et du Coca. *C'est notre adieu au McDo !!!*

La peur de manquer ou de craquer est la conséquence du schéma aliments grossissants-aliments non grossissants. Celle d'avoir faim est plus souvent la conséquence de l'interdiction de manger entre les repas. Lors des repas, la personne surconsomme les aliments qu'elle s'autorise afin de ne pas succomber ultérieurement à sa faim et, de surcroît, de s'exposer à une éventuelle consommation d'aliments interdits qui pourrait entraîner une perte de contrôle redoutée. Elle surconsomme au cours des repas par crainte de transgresser les règles amaigrissantes qu'elle s'impose. Finalement, elle ne mange plus parce qu'elle a faim mais parce qu'elle a peur de sa faim. Et plutôt que de faire disparaître sa peur, elle tente de faire disparaître sa faim… en mangeant tant et plus.

Dans certains cas, la peur de la faim prend les caractéristiques d'un état phobique pouvant déboucher sur des attaques de panique. Les symptômes de nervosité, de sueurs, de tremblements, de tachycardie, de malaise général, de peur de perdre connaissance sont parfois interprétés à tort comme des hypoglycémies fonctionnelles. Les conseils nutritionnels incitant le patient à manger avant d'avoir faim jouent alors le rôle de renforçateurs de l'anxiété phobique.

**Pourquoi avoir peur de la faim ?**

- Risque de transgresser les règles du régime :
  — Ne pas manger entre les repas.
  — Ne pas manger d'aliments « interdits ».
- Risque de faire une compulsion.
- Risque de faire un malaise « hypoglycémique ».

Progressivement, les peurs induites par les processus cognitifs prennent le pas sur les sensations de rassasiement et de satiété. L'individu ne mange plus en fonction de ces dernières, mais pour se rassurer de ses peurs. Il perd ainsi la capacité de tenir compte et, plus tard, de percevoir correctement son seuil de satiété.

**Conséquences de la restriction cognitive sur les apports alimentaires**

| Situations | Pensées | Émotions | Conséquences |
|---|---|---|---|
| Je mange un aliment « interdit ». | Je dois en manger beaucoup car demain je n'y aurai plus droit. | Peur de manquer. | Je fais des provisions en prévision du manque. |
| J'ai envie de manger un aliment « interdit », mais je n'ai droit qu'à des aliments « autorisés ». | Si je mange beaucoup d'aliments « autorisés », je n'aurai plus envie des aliments « interdits ». | Peur de craquer. | Je mange sans faim des aliments « autorisés ». |
| Il ne faut pas manger entre les repas. | Si j'ai faim entre les repas, je mangerai n'importe quoi et je ne saurai pas m'arrêter. | Peur d'avoir faim. | Je mange au-delà de ma faim. |

Le *couple frustration-culpabilité* est un puissant désorganisateur des mécanismes de la régulation. La lutte permanente du sujet contre ses envies de manger provoque une frustration gonflant comme une vague qui vient ensuite éclater dans une compulsion d'autant plus bruyante que la frustration a été longue et pénible. Lorsqu'il mange l'aliment dont il s'est longtemps privé, il ne s'agit pas pour lui de rattraper des calories qui lui manquent, mais de se soulager du sentiment de frustration et de privation. Il est rare qu'une personne privée de gâteaux depuis plusieurs semaines ou plusieurs mois se contente de satisfaire sa faim. Il est plus fréquent qu'elle se laisse aller à quelques excès libératoires. En cas de véritable privation énergétique, le rattrapage calorique est rarement proportionnel au déficit accumulé et conduit encore une fois le mangeur à dépasser les limites de sa faim.

À l'opposé, la culpabilité entraîne le mangeur fautif à tenter de surcompenser ses écarts alimentaires par une privation exagérée, sans rapport avec la régulation physiologique exigée par l'organisme, mais davantage proportionnelle à l'intensité de la culpabilité ressentie. Dans ce cas, au contraire, le sujet mange en deçà de sa faim. La frustration et la culpabilité, comme par un effet de levier, agiront sur les sensations alimentaires en amplifiant les processus naturels de compensation. La frustration faisant manger plus qu'il ne le faudrait, la culpabilité produisant l'effet inverse. Les émotions prenant ainsi le pas sur les processus de rassasiement et la satisfaction des besoins.

Le *sentiment d'insécurité* que nous éprouvons à l'égard de nos aliments envahit progressivement l'esprit d'un grand nombre de mangeurs[11]. Nous entretenons vis-à-vis des aliments inconnus une méfiance naturelle qui a probablement été très utile à notre survie tout au long de l'évolution. Ce sont nos traditions et nos cultures alimentaires qui, au cours de l'histoire, ont assuré notre sécurité en mettant à notre disposition des aliments qui avaient fait la preuve de leur innocuité.

Pour nous, mangeurs, les choses doivent être simples. Soit l'aliment est sûr, et il est comestible. Soit il n'est pas sûr, et il n'est pas comestible. Il n'existe en cette matière aucune demi-mesure. Nous ne saurions consommer des aliments « un peu comestibles ». Ce qui entre dans notre bouche ne peut faire l'objet d'aucun soupçon. Nous le constatons chaque fois qu'une affaire de sécurité alimentaire refait surface. La moindre suspicion entraîne une chute des ventes ou même un retrait total du produit incriminé. C'est ainsi qu'en 1988 la firme Perrier, pour avoir laissé échapper treize bouteilles contaminées par du benzène, a préféré retirer de la vente deux cent quatre-vingts millions de bouteilles afin de conserver la confiance de ses clients.

Il est probable que ce réflexe sécuritaire contribue aussi au succès des régimes interdictifs, qui partagent les aliments en deux catégories : les bons, comestibles parce qu'ils ne font pas grossir et les mauvais, non comestibles parce qu'ils font grossir. C'est simple, c'est sans appel. Et il n'y a pas à se poser plus de questions !

### À la cueillette aux champignons

Nous avons tous été un jour cueillir des champignons au cours d'un dimanche en forêt. Nous les ramassons puis à la fin de la balade nous les trions. Nous faisons un premier tas de champignons comestibles que nous mettons de côté en vue de la bonne omelette que nous nous préparons à manger. Un second tas de champignons non comestibles que nous écartons soigneusement pour ne pas prendre le risque de nous intoxiquer. Et il y a toujours un troisième petit tas composé de champignons que nous connaissons mal. Ceux dont nous ne sommes pas très sûrs et que nous sommes censés apporter chez le pharmacien. Mais comme il n'y a jamais de pharmacie ouverte le dimanche, que faisons-nous de ces champignons douteux ? Nous les jetons. Car personne ne pourrait tranquillement déguster une fricassée de champignons tout en pensant manger peut-être son dernier repas !

Avec les champignons, les choses sont simples. Soit ils sont sûrs soit ils ne le sont pas. On ne fait pas de demi-mesure.

Que se passe-t-il quand nous consommons des aliments suspects ? Car voilà bien la situation dans laquelle se trouve le mangeur moderne et, plus encore, le mangeur restreint. Ses aliments lui inspirent inquiétude, anxiété et culpabilité. Il mange des aliments qu'il soupçonne d'être nocifs à son poids et à sa santé. Pour reprendre encore la formule de Claude Lévi-Strauss, ses aliments ne sont plus bons à manger car ils ne sont plus bons à penser. Selon la loi de contagion, ils sont contaminés par des traces de pensées négatives. Le slogan *Pour votre santé (votre poids), mangez moins gras, moins sucré, moins salé* suggère que nous mangeons tous trop gras, trop sucré, trop salé. Sans aucune précision sur la dose qu'il conviendrait d'absorber, tout aliment gras ou sucré porte désormais en lui la possibilité d'un danger. Quels que soient notre consommation préalable et notre état de santé. Comme si le mieux était systématiquement d'en manger le moins.

Les conséquences de cet état d'insécurité alimentaire s'observent sur les processus de rassasiement. L'ambivalence qui caractérise certains de nos aliments – ils sont à la fois désirés mais suspectés – nous rend incapables d'en consommer les quantités appropriées à nos besoins. Si j'aime les frites mais que je pense qu'elles font grossir : combien en manger ? Une seule ? deux car la première avait un goût de revenez-y ? toute une assiette ? deux assiettes ? le plat entier en me jurant que je n'y toucherai plus pendant six mois ? Pour le mangeur régulé, les choses sont plus faciles, la quantité qu'il faut manger est simplement celle qui le rassasie.

Mais, à supposer que le mangeur restreint décide lui aussi de respecter son rassasiement, il aurait la grande surprise de constater sa disparition. Et il ne saurait pas quand s'arrêter de manger. La disparition de la sérénité, remplacée par des sentiments de culpabilité et d'anxiété, empêche le processus du rassasiement et l'installation de l'ataraxie alimentaire.

Le *trouble du réconfort* diffère de l'insécurité alimentaire par la nature de la motivation à manger. Il ne s'agit pas, dans ce cas, de manger pour assurer son besoin de sécurité mais pour répondre à une émotion négative. Le mangeur ne parvient plus à se réconforter avec ses aliments et mange là encore sans pouvoir se rassasier. Nous y consacrerons un long développement dans le chapitre suivant.

## Troisième stade : quand on ne perçoit plus ses sensations

Dans la phase précédente, du fait de ses pensées inconscientes et de ses émotions induites, le mangeur éprouvait les plus grandes difficultés à respecter ses sensations alimentaires, alors même qu'il les identifiait encore précisément : « Je sais que je n'ai plus faim, mais je ne peux pas m'arrêter de manger. » Cette nouvelle phase sera marquée par l'apparition de plus en plus fréquente des émotions extra-alimentaires et par des perturbations graves dans la perception même des sensations alimentaires. À ce stade, les sensations commenceront à s'estomper et pourront aller jusqu'à totalement disparaître : « Je ne sais plus si j'ai faim ou si j'ai assez mangé. » Les sensations de rassasiement se dégradant habituellement avant les sensations de faim. En l'absence de ses sensations alimentaires, le sujet se verra dans l'obligation d'exercer un contrôle mental exclusif sur ses prises alimentaires : il ne ressentira plus ses sensations et se verra contraint de les remplacer par des pensées ou des sensations imaginées. Il se trouvera dans l'obligation de manger avec sa tête.

La faim pourra être confondue avec toute autre sensation ou émotion. La colère, la peine, la fatigue, le manque de sommeil provoqueront des envies de manger et seront interprétés comme de la faim. Une heure après un plantureux repas, le mangeur peut encore croire qu'il a faim et se remettre à manger. Son discours donne alors une impression d'étrangeté : « Vous avez mangé un yaourt à 0 % au milieu de l'après-midi,

**Conséquences du schéma aliments non grossissants/aliments grossissants**

- Le mangeur est très exposé au risque de surconsommer les deux catégories d'aliments.
- Le comportement alimentaire n'est plus contrôlé par les sensations alimentaires mais par des pensées, conscientes ou inconscientes, qui sont venues les remplacer.
- Après un certain temps, on observe un effacement des sensations alimentaires et ultérieurement leur totale disparition.

aviez-vous faim ? — Sûrement, puisque je l'ai mangé. — Vraiment ? — Non, finalement, je crois que j'avais envie d'un carré de chocolat. — Ce n'était donc pas de la faim mais de l'envie. — Peut-être bien. » Ou bien : « Pourquoi mangez-vous ? — Parce qu'il est l'heure. — Mais avez-vous faim ? — Sûrement, puisqu'il est l'heure. » Au cours du repas, il ne *sent* pas qu'il mange trop, mais *se dit*, après coup, qu'il *a dû* trop manger parce qu'il se sent lourd : « C'est trop pour ma tête mais pas pour mon estomac. J'essaie de me servir des doses à peu près raisonnables et j'essaie de m'arrêter quand c'est fini. Je pourrais sinon manger des quantités industrielles. » Ou bien, il ne s'arrête pas de manger car il *se sent* rassasié mais parce qu'il *pense* que c'est assez. « J'en aurais bien pris une deuxième fois, mais il paraît que ce n'est pas raisonnable. Je vais donc m'arrêter là », ou : « J'ai fini mon repas sans pour autant avoir l'impression de ne plus avoir faim. Mais mon cerveau me disait qu'*a priori* je n'avais plus faim. » En réalité, il est devenu incapable de distinguer l'*assez mangé* du *trop mangé*. « Je sais que je suis censé ne plus avoir faim, mais je n'ai pas cette sensation d'être rassasiée. »

**Extrait**
**du carnet alimentaire de Pauline**

Mardi, 17 heures. Un sandwich triangle jambon-gruyère. Je dois avoir faim puisque je n'ai rien mangé depuis ce matin.
Mercredi, 14 heures. Une salade composée. Je ne crois pas avoir très faim. Je me suis arrêtée avant la faim de la salade. Étais-je rassasiée ?
Jeudi, 21 h 30. Salade de tomates avec de la féta, un grand bol de sorbet à la fraise. Je n'ai pas mal au ventre, donc je pense que je n'ai pas trop mangé.
Samedi, 14 heures. Quatre parts de fromage avec du pain. Deux tranches de mortadelle, une poire. J'avais un peu faim, je ne crois pas avoir trop mangé.
Samedi, 21 heures. Gros repas en famille. Comme j'ai mal au ventre je crois que j'ai un peu trop mangé.

### ➤ *Du contrôle à l'obsession*

L'inconvénient de perdre ses sensations alimentaires, c'est que désormais seules les émotions et les cognitions influent sur le comportement alimentaire. Une lutte intérieure acharnée s'engage alors entre les émotions et les processus mentaux pour prendre le pouvoir et le contrôle du comportement alimentaire, ne laissant plus aucun répit à l'infortuné mangeur toujours au bord de se laisser emporter par ses émotions.

Ce combat éreintant se traduit par un envahissement de la pensée par des obsessions alimentaires qui s'emparent du cerveau du mangeur tout au long de la journée sans jamais lui laisser de repos. Elles le réveillent le matin, l'accompagnent tout au long de la journée, l'empêchent de s'endormir le soir et le réveillent la nuit. Elles l'empêchent de penser à d'autres sujets et de se concentrer sur son travail, ses projets, sa vie quotidienne.

Ces souffrances psychiques occupent aujourd'hui une part croissante de ma consultation. Contrairement à ce que l'on pourrait attendre, elles n'émanent plus de patientes anorexiques ou boulimiques, mais seulement de personnes présentant des niveaux avancés de restriction cognitive. Qui nous demandent de les délivrer de leurs obsessions : « Je voudrais seulement pouvoir penser à autre chose. Je voudrais ne plus être obsédé par mon poids et retrouver une relation normale avec la nourriture. Simplement manger en ayant faim et en sachant m'arrêter. »

Michelle raconte : « Chaque matin, je me lève avec de nouvelles promesses de ne pas craquer : aujourd'hui j'arrête les bêtises et je recommence pour de bon. Toute la journée, je me répète : "Tu ne craqueras pas, tu ne craqueras pas..." Sur le chemin du retour, quand je rentre à la maison après mon travail, je me répète : "Tu n'achèteras pas de tarte, tu n'achèteras pas de tarte, tu n'achèteras pas de tarte." Et sans que je comprenne comment c'est possible j'entre dans la pâtisserie et je dis : "Donnez-moi une tarte." »
Caroline, elle, se force à mettre hors de sa portée tout aliment tentateur : « Je m'oblige à ne mettre dans mon frigo que les aliments que j'aime le moins pour ne pas être tentée. Je me restreins sur la quantité et la qualité. Ça m'agace. Mais je me raisonne parce que je l'ai voulu. Alors j'essaie d'oublier les aliments, ma faim et mes envies. Mais, en réalité, je ne pense qu'à ça. Il suffit qu'une barre de chocolat ou une boîte de gâteaux pénètre chez moi pour que j'en sois totalement obsédée. Le meilleur moyen de ne plus y penser, c'est de tout manger et de ne pas en laisser une trace. »

Cet envahissement de la pensée par les obsessions s'accompagne toujours d'une résistance acharnée pour ne pas succomber à ses émotions. Plus la résistance s'intensifie, plus le désir de manger augmente contraignant le mangeur à renforcer ses stratégies de contrôle.

La disparition des sensations alimentaires rend particulièrement pénibles toutes les situations de choix. Comment savoir, dans ces conditions, ce qu'il faut manger ? Dans la mesure où les décisions ne sont plus motivées par la réalité des sensations alimentaires, le comportement est entièrement livré à l'arbitraire de l'appréciation mentale des besoins supposés. Avec chaque fois le doute affreux de faire le mauvais choix.

Rien de surprenant, après cela, que l'humeur de ces mangeurs en pâtisse. Ils deviennent irritables, souvent plus émotifs et surtout beaucoup plus impulsifs, devenant capables de se jeter sur la nourriture pour des perturbations mineures. Ne pas devenir un mangeur émotionnel devient la préoccupation centrale du mangeur qui malgré cela succombe de plus en plus souvent à des pertes de contrôle.

Manon n'a pas eu de chance quand elle est née. Elle est mal tombée, pourrait-on dire. Ses parents étaient de drôles de personnes un peu mythomanes, un peu escrocs, qui déménageaient d'un endroit à l'autre au gré de leur fortune ou de leur infortune. Pas très préoccupés de leurs enfants à qui incombait la rude tâche de devoir s'élever eux-mêmes.

À 11 ans, Manon fumait et buvait. À 13 ans, elle était héroïnomane. À 16 ans, elle s'est échappée de chez ses parents. Elle a eu des années de galère, un mari, une petite fille et même un métier. Elle a survécu et, à 30 ans, le 14 février 1992, elle a arrêté la drogue, le tabac et l'alcool.

Pour tenir le coup, elle a un peu remplacé les drogues par la bouffe. Pour ne pas grossir, elle a fait des régimes. Des années de régimes. Des dizaines de régimes. Tant bien que mal, entre régimes et compulsions, entre contrôle mental et contrôle émotionnel, elle maîtrisait son poids. Mais elle ne pensait qu'à ça ! Elle était obsédée par la nourriture. Elle ne possédait plus aucun repère sensoriel et devait se battre tous les jours pour ne pas succomber à ses émotions. Tous les jours, à chaque instant. Du matin jusqu'au soir.

À 42 ans, la vie, qui n'avait pas fini de la gâter, lui a réservé l'une des mauvaises surprises dont elle seule a le secret. Le contrôle mental a lâché. Les compulsions l'ont submergée. Il n'existait plus une seule prise alimentaire qui ne se finissait pas en compulsion.

Eh bien, que pensait Manon de tout cela ? Que ses années de lutte pour contrôler son poids l'on fait plus souffrir que ses années de toxicomanie ! Et que pour la première fois de sa vie, elle a éprouvé des envies de suicide qu'elle n'avait jamais connues jusqu'ici. Alors, quand Manon, qui s'y connaît en souffrance, nous dit que les douleurs de l'envahissement mental sont intolérables et plus insupportables que celles de la toxicomanie, on peut la croire !

## Quatrième stade : l'échec du contrôle mental

Dans ce combat pour le contrôle du comportement alimentaire, il vient un moment où le mental capitule, épuisé par tous ses efforts, et où les émotions, victorieuses, finissent par prendre le dessus.

L'inconvénient du contrôle mental, avons-nous dit, c'est qu'on le perd. On ne sait jamais quand, d'ailleurs. Certains le conservent durant des années. D'autres le gardent le temps de dire qu'ils comptaient faire un régime. La simple idée de se mettre au régime les fait manger. Mais la plupart du temps, il est vrai, on assiste plutôt à une sorte de ballet entre les périodes de contrôle et de perte de contrôle. Elles vont, elles viennent…

Pendant très longtemps, les pertes de contrôle ont été considérées comme l'élément spécifique de la restriction cognitive par la plupart des spécialistes du comportement alimentaire. On peut les voir apparaître dans des circonstances très diverses : après de trop longues frustrations alimentaires ou une privation calorique trop intense, à la suite d'une émotion le plus souvent désagréable, mais parfois aussi agréable, après un événement de vie déstabilisant, au décours d'une période de fatigue ou juste avant les règles, lors de la prise de médicaments ou d'alcool…

Elles peuvent revêtir des formes et des intensités différentes. Selon le cas, elles seront décrites comme des grignotages, des compulsions, des accès hyperphagiques ou des crises boulimiques. Nous n'entrerons pas dans le détail de leur description. En revanche, il nous semble important de distinguer deux situations selon que l'émotion déclenchante apparaît avant ou durant la prise alimentaire.

Dans le premier cas, ce sont essentiellement des émotions extra-alimentaires qui seront en cause. Chaque fois qu'il éprouve une émotion négative d'une intensité suffisante, et quelle qu'en soit la nature, le mangeur y répond en consommant des aliments dont il attend un réconfort. Ces émotions sont généralement engendrées par des pensées négatives portant sur soi-même, ses relations avec les autres ou ses conditions de vie. « J'ai téléphoné à mon amoureux, nous nous sommes disputés. J'ai raccroché et je me suis jetée sur le frigo. » Dans ce cas, la colère précède la prise alimentaire. Le mangeur parvient assez aisément à établir un lien de causalité entre l'émotion qu'il a éprouvée et le chocolat qu'il a englouti.

Bien vite, la colère et le souvenir de la dispute sont remplacés par d'autres émotions et d'autres pensées, plus familières[12]. Ces dernières sont constituées de reproches, de culpabilité, de peur de grossir. Et nourrissent la mauvaise opinion que le mangeur a de lui-même : « Je suis nulle, je ne peux pas me contrôler, je n'ai pas de volonté. » Plus il s'accable, plus son envie de manger augmente et plus il grossit. Plus il se voit grossir et plus les émotions qu'il éprouve lui donnent envie de manger.

Dans le second cas, il s'agira essentiellement d'émotions induites qui surviennent lors d'une prise alimentaire ordinaire et évoluent secondairement sur un mode compulsif. Elles sont alors provoquées par le repas lui-même qui joue le rôle de stresseur : « J'ai beaucoup trop mangé, je n'aurais jamais dû manger cette frite, je vais devenir énorme. » Dans cette situation, l'émotion déclenchante n'est pas préalable à la prise alimentaire, elle est concomitante. Il est souvent beaucoup plus difficile dans ce cas pour le mangeur d'établir un lien entre une émotion et la compulsion. « Je ne comprends pas ce qui m'arrive, alors que tout va bien je mange sans pouvoir m'arrêter. » Cette incompréhension permet de comprendre le désarroi du sujet face à des pertes de contrôle qu'il ne parvient pas à s'expliquer et le fragilise davantage.

Quoi qu'il en soit, ce stade de la restriction cognitive consacre l'échec absolu du contrôle mental qui a presque totalement disparu. Désormais, les émotions induites et extra-alimentaires, après avoir éliminé toutes leurs concurrentes, les sensations et les cognitions, exercent le pouvoir absolu sur le comportement alimentaire.

**Contrôle du comportement alimentaire par les différentes instances**

| | Sensations et émotions alimentaires* | Cognitions | Émotions induites par la RC | Émotions extra-alimentaires |
|---|---|---|---|---|
| RC légère | +++ | **+++** | + | +/- |
| RC modérée | ++ | +++ | **+++** | + |
| RC sévère | **0** | +++ | +++ | ++ |
| RC décompensée | 0 | 0 | +++ | **+++** |

* Les sensations alimentaires sont perçues mais non respectées

## Les différents stades de gravité de la restriction cognitive

*(Il peut s'agir de stades installés ou d'états transitoires)*

**Restriction cognitive légère** : le comportement alimentaire est principalement contrôlé par les cognitions. Les sensations et émotions alimentaires sont clairement perçues mais le mangeur décide délibérément de ne pas en tenir compte. Les émotions induites sont encore à fort contenu positif. Les émotions extra-alimentaires exercent une influence modeste.

*Je sais que j'ai faim, mais je ne dois pas/plus manger.*

**Restriction cognitive modérée** : le comportement alimentaire reste principalement contrôlé par les cognitions. Les sensations et émotions alimentaires sont toujours perçues mais ne peuvent plus être respectées du fait de l'apparition d'émotions induites à fort contenu négatif. Le mangeur devient plus vulnérable à ses émotions extra-alimentaires.

*Je sais que je n'ai plus faim, mais je ne peux pas m'arrêter.*

**Restriction cognitive sévère** : le contrôle cognitif reste très fort, mais les sensations et émotions alimentaires ne sont plus perceptibles. Le mangeur lutte douloureusement pour conserver un contrôle mental et ne pas céder à l'envahissement des émotions induites. La vulnérabilité aux émotions extra-alimentaires augmente.

*Je ne sais plus si j'ai encore faim ou si j'ai assez mangé.*

**Restriction cognitive décompensée** : le mangeur n'exerce plus aucun contrôle mental sur son comportement alimentaire. Les sensations et émotions alimentaires ont complètement disparu. Les émotions induites et extra-alimentaires exercent un contrôle total sur le comportement alimentaire.

*Je mange sans faim et je ne peux plus rien contrôler.*

# Poids et restriction cognitive

La restriction cognitive se présente sous tant de facettes qu'il serait bien difficile d'en prédire les conséquences pondérales. Toutes les personnes en difficulté avec leur poids, leur image ou leur comportement alimentaire se trouvent peu ou prou en état de restriction cognitive. Selon la prédominance du type de contrôle, mental ou émotionnel, tous les tableaux cliniques peuvent s'envisager. Les anorexiques exercent un contrôle cognitif majeur. Bien souvent la perception de leurs sensations alimentaires est totalement absente. Leur comportement, caractérisé par le refus de manger, dominé par les cognitions et les émotions induites, entraîne un grave déficit énergétique et une importante maigreur.

Les obèses hyperphagiques sont beaucoup plus dans le contrôle émotionnel. Ils perçoivent mal leurs sensations alimentaires et mangent au-delà de leurs besoins énergétiques. Entre ces deux extrémités, toutes les combinaisons sont possibles aboutissant à toutes les corpulences selon la résistance que la personne opposera à ses envies de manger et la perception qu'elle aura de ses sensations alimentaires.

Dans la majorité des cas, les patients que je rencontre se situent dans les stades 1 et 2 de la restriction cognitive avec des passages intermittents dans le stade 4. Ce qui signifie tout de même qu'une grande partie présente des altérations de la perception de ses sensations alimentaires mais qu'elle les perçoit encore. Un plus petit nombre atteint le stade 3 et est amené à consulter pour se libérer de l'envahissement mental qui résulte de la disparition totale des sensations alimentaires. Enfin, un petit nombre encore se trouve dans un stade 4 installé, constituant une sorte d'état de mal hyperphagique qui les conduit à manger de manière prolongée sur un mode exubérant et anarchique. Mais, dans tous les cas, le retour à un comportement alimentaire normal se révélera comme une tâche complexe dont les effets sur la normalisation du poids demeureront incertains.

Le point qu'il me semble important de souligner, c'est que *la plupart de nos contemporains sont aujourd'hui en restriction cognitive*. Celle-ci est devenue la façon presque normale de se comporter avec la nourriture dans nos sociétés occidentales. Plus personne ne fait de régime, mais tout le monde fait attention. Ainsi, bien des mangeurs se maintiennent à leur *set-point* en exerçant un contrôle mental sans savoir qu'à peu de chose près, ils conserveraient sans doute le même poids en laissant opérer leurs processus de régulation. La norme semble consister à s'appliquer une sorte de principe de précaution avant même d'avoir déterminé la présence d'un risque réel de prise de poids.

Souvent, quand je demande à mes patients comment leurs parents se comportaient avec leur nourriture, ils me répondent que l'un ou l'autre était mince, mais faisait toujours attention à ce qu'il mangeait. Je demande alors s'ils se surveillaient du fait d'un problème de poids. Non, me répondent-ils, mais c'est justement parce qu'ils se surveillaient qu'ils n'en avaient pas !

Certes, tous les mangeurs restreints n'atteignent pas les stades les plus élevés de la restriction cognitive. Mais, une fois qu'elle est installée, il sera bien difficile d'en prédire l'évolution. Aussi, quand les pouvoirs publics ou les différents praticiens proposent aujourd'hui à des millions de personnes d'adopter ce type de comportement alimentaire, nul doute qu'ils jouent avec les consommateurs ou avec leurs patients aux apprentis sorciers. Tout cela ne sera pas sans dommage pour un très grand nombre. Le contrôle mental du comportement alimentaire qu'on nous présente comme la solution à tous nos maux est loin d'être de tout repos. Et le risque auquel s'expose le mangeur rationnel, n'est-il pas finalement de devenir ce qu'il redoute le plus, un mangeur émotionnel ?

CHAPITRE 6

# Le mangeur émotionnel

Le lien entre le comportement alimentaire et les émotions est incontestable. Sans les émotions alimentaires, nous ne pourrions choisir nos aliments et satisfaire nos besoins en vitamines et en minéraux. Réciproquement, bon nombre de personnes mangent sous l'effet de leurs émotions extra-alimentaires* et se servent de leurs aliments pour maintenir leur homéostasie émotionnelle. Certaines ne recourent à ce moyen qu'occasionnellement, comme s'il découlait d'une tranquille décision de leur part. Elles en éprouvent une grande satisfaction et semblent disposer d'un large arsenal de moyens pour retrouver leur équilibre. D'autres l'utilisent à la moindre contrariété avec le sentiment de ne pas se contrôler. Elles s'accablent de reproches et ne semblent guère connaître d'autres moyens de s'apaiser. Au point que certains spécialistes n'hésitent pas à parler à leur endroit de conduites de dépendance et même de véritables addictions.

* Dans cette partie, j'utiliserai indifféremment les termes « émotions » ou « émotions extra-alimentaires ».

« Chaque fois que j'ai une contrariété, ça me donne envie de manger. Je sais très bien que je n'ai pas faim, mais c'est plus fort que moi. Je ne peux pas m'en empêcher. Mon problème, c'est la tête. Dès que je suis stressée je mange et je grossis. Les seules fois où j'ai maigri c'est quand j'étais amoureuse. Quand je suis heureuse tout va bien. Et ce qui me fait grossir, c'est les problèmes de boulot. Dans ce cas, j'attrape ce qui me passe sous la main. Cela me soulage un moment, mais très vite je le regrette. Je me trouve nulle et je m'en veux de ne pas avoir plus de contrôle sur moi-même. Je sais bien que je mange pour compenser quelque chose. Mais, en attendant, je grossis et plus je grossis plus cela me fait manger. »

Mais jusqu'à quel point peut-on considérer que manger sous l'effet d'une émotion signerait un comportement anormal ? La dépendance est le trouble psychologique qui pose le plus directement la question des frontières entre le normal et le pathologique. Sans doute parce qu'il est celui qui témoigne le mieux des capacités propres à l'espèce humaine de détourner de leurs finalités naturelles un certain nombre de ses fonctions physiologiques. Il traduit l'aptitude humaine à se libérer des contraintes biologiques et instinctuelles pour s'abandonner à des conduites de l'excès[1]. Pour la plupart des spécialistes, cette inclination à utiliser la nourriture en réponse au stress ne serait en tout cas pas à mettre sur le compte d'une structure psychique particulière et spécifique. Selon eux, toute structure mentale pourrait conduire à des comportements de dépendance dans certaines conditions affectives et relationnelles. Ils attribueraient davantage la dépendance à une tentative de défense et de régulation contre les déficiences ou les failles occasionnelles de la structure psychique quelle qu'elle soit[2].

## Comment nous réagissons à nos émotions négatives

Nous n'aimons pas éprouver des émotions négatives. Nous n'aimons pas ressentir la peur, la tristesse, la colère, la honte, la culpabilité, etc. Aussi, nous efforçons-nous de nous y soustraire autant qu'il est possible. En nous écartant des dangers inutiles, en prenant soin des personnes et des objets auxquels nous sommes attachés, en réparant nos torts, en agissant conformément à notre morale, etc. Nous y parvenons avec plus ou moins de bonheur. Car malheureusement, les résultats de nos efforts ne produisent pas toujours les effets désirés.

### ➤ *L'équilibre retrouvé*

Nos émotions sont destinées à nous informer d'un changement survenant le plus souvent dans notre environnement. Comparables à des sentinelles, elles nous alertent dès que l'appréciation, consciente ou inconsciente, d'une situation nous laisse penser que se présente le risque d'une rupture de notre homéostasie émotionnelle. Dès lors, nous sommes censés faire face pour, d'une manière ou d'une autre, restaurer notre équilibre.

Lorsque nos réactions, les solutions que nous envisageons et que nous mettons en œuvre, nous conduisent à apaiser nos émotions ou tout au moins à en diminuer l'intensité, elles s'inscrivent dans une boucle de rétroaction négative caractéristique d'une régulation en constance. La personne fait de son mieux pour restaurer son bien-être et assurer la stabilité de son organisme. L'intensité des marqueurs somatiques diminue ou disparaît : la boule dans la gorge, le nœud à l'estomac, la respiration oppressante…

Dans ce cas, les réponses que nous utilisons pour retrouver notre équilibre s'inscrivent dans une démarche homéostatique.

Certaines sont centrées sur l'émotion elle-même et n'ont aucune spécificité par rapport au problème en jeu. Elles sont destinées à rétablir notre calme intérieur. Chacun pour cela dispose de stratégies qu'il sollicite en fonction des circonstances. On peut s'adonner à son passe-temps favori, câliner son amoureux, se délasser dans un bain chaud, se réfugier dans les bras de Morphée, changer sa coupe de cheveux, s'offrir un petit cadeau, écouter de la musique... ou tout simplement s'accorder un bon repas, de préférence en bonne compagnie. Il s'agit chaque fois de stratégies réconfortantes qui, bien souvent, produisent elles-mêmes des émotions positives et font revenir notre corps au repos. La nourriture fait donc partie de ce type de réponse lorsqu'elle produit du réconfort. Il suffit pour cela qu'elle soit bonne à penser.

D'autres fois, les réponses sont centrées sur le problème à l'origine de cette émotion et sont plus spécifiques de ce problème. Elles agissent en amont de l'émotion et permettent, par un procédé de réflexion, de réexaminer la situation, souvent de la dédramatiser, d'imaginer les solutions qui peuvent résoudre le problème. Les réponses consistent aussi à mettre en œuvre les solutions imaginées et à modifier la situation qui a causé les émotions négatives. Nos capacités à raisonner, à verbaliser, nos savoir-faire, nos habiletés sociales nous permettent de faire face à la situation qui a provoqué l'émotion. Dans ce cas, nos réponses concernent spécifiquement cette situation et rétablissent l'homéostasie émotionnelle.

Benjamin et Apolline ne s'entendent plus. Ils ne se parlent plus et mènent une vie chacun de leur côté. Depuis plusieurs années, Apolline essaie ce qu'elle peut pour sauver son couple. Devant son impuissance à améliorer la situation elle se sent de plus en plus déprimée.

Elle calme sa déprime en voyant davantage ses amis et se réfugie dans la musique (réponses centrées sur l'émotion). Elle ne sait plus quoi faire pour que les choses s'arrangent et son médecin lui dit qu'il envisage de la mettre sous anti-dépresseur. Après mûre réflexion, elle comprend qu'elle ne pourra sortir de cette dépression qu'en quittant Benjamin (réponse centrée sur le problème).

### ➤ *Quand tout s'aggrave*

Dans d'autres cas, loin de nous apaiser, nos réactions aggravent notre déséquilibre émotionnel. La douleur psychique nous devient alors insupportable. L'intensité des marqueurs somatiques augmente jusqu'au seuil du tolérable. Nous éprouvons le sentiment que plus nous nous débattons avec nos problèmes, plus la souffrance s'intensifie. Nos tentatives de calmer nos émotions se soldent en fin de compte par des émotions encore plus pénibles. Chaque tentative ne fait que nous éloigner davantage de ce calme intérieur auquel nous aspirons. Plus nous nous démenons, plus notre mal-être s'accentue et nos émotions négatives s'intensifient. Les réponses que nous tentons d'apporter ne s'inscrivent plus dans une démarche homéostatique. À terme, notre santé, notre équilibre mental, notre vie sont en grand danger.

L'incapacité à réduire l'intensité ou la durée de nos émotions, la permanence d'une souffrance psychique finit à la longue par entraîner de profonds désordres. La violence, la dépression, les maladies psychosomatiques ou les conduites de dépendance en sont les exemples les plus marquants[3]. Ces dernières présentent pour nous un intérêt particulier. L'alcool, le tabac, la drogue, le sexe, les achats ou encore le jeu en sont les différents modes d'expression. Mais aussi, naturellement, la nourriture qui, dans ce cas, peut conduire à des comportements boulimiques ou compulsifs. Le sujet utilise la nourriture pour atténuer l'intensité de ses émotions.

> Aline voudrait retrouver un comportement alimentaire normal. Elle n'en peut plus de manger à la moindre de ses contrariétés. Elle a déjà tenté plusieurs régimes au cours desquels ses compulsions disparaissaient provisoirement pour revenir de plus belle et achever le régime. Chaque fois, durant le régime elle se sentait terriblement angoissée et même déprimée. Du coup, moins elle mangeait plus elle fumait. Une fois même elle s'est mise à boire. Au début, juste un petit verre de vin en rentrant du travail. Et ensuite pendant le dîner et avant de se coucher. « Cette fois-là, je me suis vraiment fait peur ! »

Soulignant les sécrétions d'endorphines qui suivent les prises alimentaires, certains auteurs comparent la boulimie ou le comportement compulsif à une authentique addiction avec dépendance à une substance toxique. Il est vrai qu'elle présente avec celle-ci d'incontestables ressemblances. Mais elle n'en a que l'apparence.

## Existe-t-il des addictions alimentaires ?

Certains spécialistes caractérisent l'addiction par l'existence d'un couple impulsivité-compulsivité. L'impulsivité exprimerait la dépendance à l'égard d'une substance qui procurerait un sentiment de plaisir interne et agirait sur le comportement selon un mode de renforcement positif. Le comportement du sujet serait renforcé par les conséquences positives qu'il occasionne. L'incapacité à se maîtriser et le sentiment de perte de contrôle accompagneraient systématiquement le comportement impulsif.

Seule la présence d'un phénomène de tolérance et d'un syndrome de sevrage permet d'évoquer l'existence d'une dépendance physique. Or on ne le constate pas dans les troubles des conduites alimentaires. La consommation des aliments n'augmente pas comme on peut le voir pour les drogues, l'alcool ou le tabac. Et les signes caractéristiques du manque de reblochon ou de chocolat n'ont jamais été décrits. En revanche, la présence de presque tous les autres critères permet certainement d'affirmer la nature psychologique de cet état de dépendance. Les aliments sont consommés au-delà des quantités prévues et bien plus souvent qu'il n'est souhaité. Le désir ou tout du moins l'intention de contrôler, de réduire ou de supprimer la consommation de certains aliments est souvent présente. Un temps considérable est consacré à réparer les dégâts de la consommation des aliments incriminés sous forme de privation et de régimes à répétition ou d'activité physique compensatrice. La plupart des circonstances sociales ou de loisirs qui occasionneraient une confrontation avec les aliments sont réduites, contournées ou supprimées. Enfin, le fait de penser que la prise de poids est consécutive à des consommations excessives de tels ou tels aliments n'empêche en rien d'en poursuivre la consommation.

La compulsion, quant à elle, se caractériserait par la répétition d'un acte souvent jugé disproportionné par rapport à l'intention de départ et contraire à l'idée de ce que la personne se fait de son intérêt. « Quand je suis stressée, je ne mange que des cochonneries. Si encore je pouvais me contenter d'un ou deux gâteaux, mais je suis comme obligée de finir tout le paquet. » Le comportement du sujet serait renforcé et entretenu par le soulagement qu'il occasionnerait. Et ce en dépit de la conscience des effets négatifs qu'il provoque et des tentatives infructueuses pour s'y opposer. « Je sais très bien ce qu'il faudrait que je mange. Je n'ai pas besoin qu'on me le dise, mais c'est plus fort que moi. »

Certains estiment toutefois qu'il n'est pas pertinent d'assimiler la dépendance alimentaire à une addiction au même titre que la consommation de drogues, de tabac ou d'alcool ou à d'autres comportements répétitifs aussi différents et éloignés que le jeu pathologique, le travail, le sport, les achats compulsifs, la kleptomanie, la nymphomanie, la pyromanie, la trichotillomanie[4].

Ils font valoir que l'addiction serait moins caractérisée par l'état de dépendance que par l'idée d'une possibilité de manque ou la crainte d'une privation. Pour Gérard Apfeldorfer, l'interdit que l'on fait peser sur les aliments engendre un désir qui expliquerait sa consommation sur un mode compulsif. « Je ne suis attiré que par ce qui fait grossir », dit Jean-Paul. Le plaisir intense et fugace que convoiterait le mangeur ne serait finalement que la conséquence d'une exacerbation de son désir et aurait valeur de renforcement positif. Tandis que le soulagement qui aurait valeur de renforcement négatif serait celui de mettre un terme au combat incessant et obsédant qu'il mène pour résister à ses envies de manger l'aliment interdit. En somme, c'est la restriction cognitive qui prendrait des allures d'addiction[5].

Autre divergence, compte tenu du caractère totalement obligatoire de la nourriture, le traitement de la dépendance alimentaire ne saurait se fonder sur des principes de sevrage. Ce qui constitue d'ailleurs une difficulté particulière à laquelle les alcoologues ont préféré ne pas se confronter. Si l'on admet que de petites quantités d'alcool peuvent être bénéfiques pour la santé, les alcoologues pourraient en principe recommander à leurs patients de limiter leur consommation d'alcool à un ou deux verres de vin par jour pour assurer une meilleure prévention cardio-vasculaire. Mais tout praticien admet qu'il est bien plus facile d'obtenir un sevrage total qu'une consommation modérée d'alcool. C'est pourtant cette difficulté qu'il faut surmonter dans le traitement des troubles du comportement alimentaire.

Enfin, certains font aussi remarquer qu'au contraire des addictions classiques, les dépendances alimentaires ont peu de spécificité. Elles peuvent, chez la même personne, s'exercer sur des aliments différents, salés ou sucrés, chocolat ou gâteaux secs, etc.

Nous sommes tous dépendants de la nourriture, comme nous le sommes de l'eau ou de l'oxygène. Parler d'une dépendance physique alimentaire n'a guère de sens. En revanche, il n'est pas contestable qu'une dépendance psychologique puisse s'installer chez certaines personnes qui développent un besoin irrépressible de consommer certains aliments pour restaurer leur homéostasie émotionnelle. Le problème réside autant dans la force de ce besoin que dans l'incapacité à obtenir l'effet recherché !

## L'impulsivité alimentaire

Il est évident que certaines personnes ont établi une association entre la nourriture et le soulagement de leur douleur émotionnelle. Manger leur permet de diminuer sensiblement la souffrance émotionnelle qu'elles éprouvent. Toutefois il ne semble pas que cet effet se produise avec de quelconques aliments mais seulement avec certains en particulier. Comme s'ils étaient chargés de substances mystérieusement attractives. Que n'a-t-on dit par exemple du chocolat ou du Coca-Cola qui contiendrait toutes sortes de molécules antidépressives ou addictives ?

Pourtant, malgré de longues recherches, les scientifiques n'ont rien trouvé qui explique cette étrange attraction. Il n'existe dans les aliments aucune substance addictive. Il a donc fallu admettre l'évidence : si nous sommes réconfortés quand nous mangeons du chocolat, des gâteaux ou du fromage, c'est tout simplement que nous trouvons cela très bon. Il se trouve justement que la consommation des aliments que nous affectionnons augmente opportunément la sécrétion d'hormones (endorphines, sérotonine, dopamine[6]) qui produisent des effets notablement apaisants, en même temps qu'elle diminue celle des hormones du stress comme le cortisol ou les catécholamines. D'une manière générale, manger nous met du baume au corps et à l'âme, et d'autant plus si nous mangeons ce que nous aimons. Il a même été démontré qu'après un bon repas nous devenions plus résistants à la douleur physique.

### Extraits du carnet alimentaire de Michèle

Je n'ai pas faim. Je ne me sens pas particulièrement stressée, plutôt calme même. Mais j'ai besoin de sucré pour avancer dans mon boulot.

Il est 21 heures. J'ai une angoisse qui monte. Je ne suis pas en mesure de l'analyser. Je mange un paquet de Granola.

Début de journée difficile. Les transports en commun fonctionnent mal. Ce n'était pas le jour, j'ai rendez-vous avec mon patron pour faire le point du travail avec lui. Résultat : des Chamallows et un gâteau.

Je n'ai pas très envie de bosser : je finis les Chamallows pour me donner du courage.

Je viens d'avoir une conversation téléphonique avec ma mère. Je suis furieuse après elle. Je raccroche et je me précipite sur le frigo.

Ma colère est toujours présente, je ne peux pas la faire sortir. Je ne veux pas l'infliger à mon mari. Je finis la tablette de chocolat des enfants.

MAÎTRE BONNER – Oui ?
DORIS – Alors je suis entrée dans un bar où j'ai mangé deux steaks garnis. Et deux gros mille-feuilles et une meringue.
MAÎTRE BONNER – Ensuite ?
DORIS – Ensuite, j'avais encore très faim.
LA SECRÉTAIRE – C'est inouï.
DORIS – Heu… Oui. Alors, j'ai marché au hasard. Sans cesser de me dire qu'il ne fallait pas faire de bêtise.
MAÎTRE BONNER – Ensuite ?
DORIS – J'ai téléphoné à Warren. C'était l'heure à laquelle il déjeune d'habitude. Alors j'y ai dit que j'avais à lui dire des choses extrêmement sérieuses et que je voudrais qu'on déjeune tous les deux. Alors, il a dit non. C'était couru ! Alors j'y ai demandé : « On te voit à la maison après ? » Alors, il a dit : « Pour quoi faire ? » Alors, j'y ai demandé : « Ben, t'habites plus chez toi maintenant ? » Alors, il m'a dit : « Ne m'embête pas quand je suis au bureau. Tu tiens tellement à ce qu'on me fiche à la porte ? » Il hurlait ! Et il a raccroché.
MAÎTRE BONNER – Et où êtes-vous allée ?
DORIS – J'suis allé prendre un café.
MAÎTRE BONNER – Où ?
DORIS – À son bistrot habituel. Il y avait tant de monde qu'il ne m'a pas vue. (*Vers la secrétaire*) C'est le Bar des oiseaux. J'ai acheté plusieurs tablettes de chocolat aux amandes. Et j'ai attendu d'vant son bureau où j'ai poireauté toute la journée. J'ai eu le temps de manger toutes les tablettes jusqu'à c'que… jusqu'à c'que je l'voie. J'l'ai suivi dans la rue… Ensuite j'ai tiré dessus.
MAÎTRE BONNER – Et après, quand il est tombé, qu'est-ce que vous avez ressenti ?
DORIS – Oh ! j'ai eu faim !

En fin de compte, nous voilà confrontés à la même situation que le malheureux chien conditionné par Pavlov. Rappelez-vous sa fameuse expérience. Dans un premier temps, chaque fois que Pavlov présentait au chien une belle entrecôte, il faisait en même temps retentir le son d'une cloche. Dans un second temps, il suffisait que le chien entende le son de la cloche pour se mettre à saliver et manifeste son envie de manger. L'entrecôte ne servait plus à rien. De la même façon, chez l'être humain conditionné, chaque fois qu'il entend retentir la sonnette de ses émotions, il se met à saliver et éprouve une forte envie de manger ! Il lui est impossible d'en empêcher l'apparition.

L'impulsivité alimentaire n'est ni spécifique d'une émotion précise, il peut s'agir de la culpabilité, la colère, la honte, l'anxiété, la tristesse, la jalousie, ni spécifique d'une cause particulière à ces émotions. Ainsi, lorsqu'il s'agit d'anxiété, la personne éprouve une envie de manger aussi bien si la cause de celle-ci résulte du risque de décevoir son entourage, de grossir en mangeant des gâteaux, de ne plus plaire à son amoureux, d'arriver en retard à un rendez-vous, de rater un examen ou de ne plus pouvoir rentrer dans ses vêtements fétiches.

Marjorie présente des compulsions depuis son adolescence. Aujourd'hui, elle rencontre de grandes difficultés professionnelles. Son chef de service la harcèle. Mais le marché du travail est très tendu, elle ne peut pas quitter son emploi. Elle se sent terriblement découragée et impuissante. « Dès que les choses ont commencé à mal tourner, mes compulsions sont devenues insupportables. — C'est probablement cette situation qui vous fait compulser. — Mais il n'y a pas de raison, me rétorque-t-elle. D'ailleurs, j'avais déjà des compulsions avant tout ça. — Naturellement, ce sont vos émotions qui vous font manger. Vous en aviez avant aussi. »

Les thérapies classiques, d'orientation psychanalytique ou cognitivo-comportementale, sont toutes centrées sur les événements ou les schémas de pensée à l'origine des émotions. On comprend donc qu'elles rencontrent aussi peu de succès en la matière. Elles possèdent toutes le mérite de réduire les souffrances de leurs patients et d'atténuer la fréquence et l'intensité de leurs émotions. Mais aucune ne prend véritablement en compte l'impulsivité alimentaire qui s'apparente à un système de défense conditionné et intégré au mode de fonctionnement psychologique de la personne. Chaque fois que la personne éprouve une émotion qu'elle juge insupportable, une motivation à manger peut apparaître.

Manger sous le coup de ses émotions, faire dépendre son confort psychique d'une tablette de chocolat ou d'un paquet de gâteaux, dans la mesure où cela n'entraînerait aucune conséquence négative sur le poids ou la santé : après tout, pourquoi s'alarmer de tels comportements ? Le problème c'est que, à la longue, manger devient un moyen de plus en plus exclusif de faire face à ses émotions et qu'il s'effectue au détriment des autres ressources internes du mangeur. L'acte alimentaire devient pernicieusement la solution à tous les problèmes. Et finit par devenir lui-même *le* problème…

### ➤ *L'intolérance aux émotions*

Mais alors, la bonne solution consisterait-elle à faire disparaître toutes nos émotions ? Après tout, un individu qui n'aurait pas d'émotions n'aurait plus à s'en soucier.

L'idée est tentante. L'ennui, c'est qu'elle n'est pas réaliste. Ni même souhaitable. Pas réaliste, car même si nous le voulions de toutes nos forces nous en serions bien incapables. Autant vouloir empêcher son cerveau de penser ou son cœur de battre. Pas souhaitable, car nos compétences et notre survie dépendent de l'existence de nos émotions. Elles sont nos

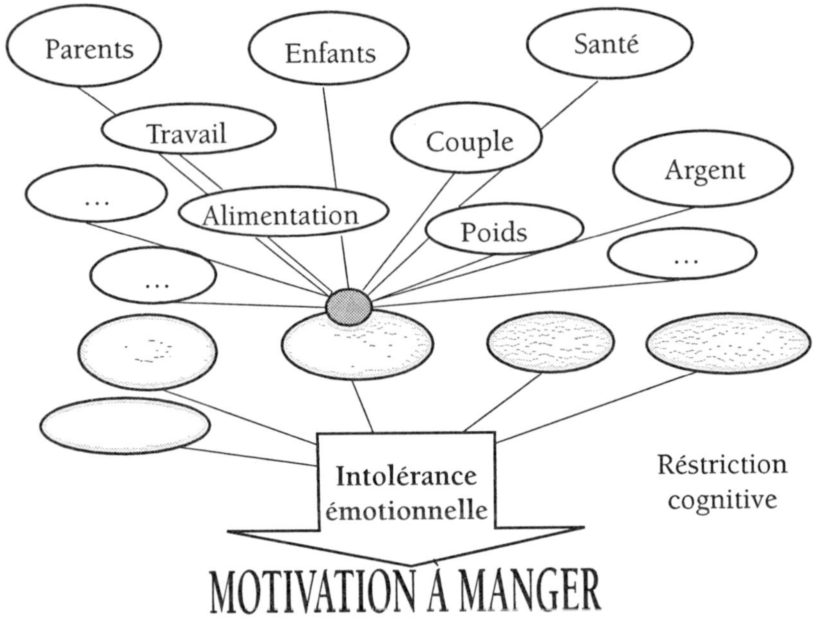


sentinelles et nous alertent au moindre problème. Sans elles, nous serions rapidement envahis par toutes sortes d'agresseurs que nous ne verrions pas venir. Elles nous aident à penser et à prendre rapidement les meilleures décisions, elles améliorent nos performances mentales et physiques... Bref, elles nous sont aussi indispensables que vitales.

Surtout, ce serait passer à côté du vrai problème. Car, en réalité, ce ne sont pas nos émotions qui nous font manger mais plutôt le fait que nous ne supportons pas d'en avoir. Voilà le mécanisme sous-jacent à l'impulsivité alimentaire : nous refusons de souffrir et nous cherchons désespérément le moyen de ne pas nous exposer à nos émotions. « Parce qu'on ne nous a pas appris à accepter nos émotions, parce que nous avons eu des émotions très douloureuses que nous ne voulons pas revivre, ou pour d'autres raisons, nous pouvons ne pas tolérer ce que nous ressentons et juger négativement notre tristesse, notre peur et notre colère[9]. »

Nous les refusons tellement qu'elles deviennent parfois elles-mêmes sources d'autres émotions négatives[10]. Au lieu d'avoir simplement peur, nous avons peur d'avoir peur. Au lieu d'être simplement en colère, nous nous sentons coupables de nos colères. Au lieu d'être simplement triste, nous nous sentons honteux de notre tristesse. Comme dirait Antonio Damasio, le regard que nous portons sur nous-mêmes, en tant que sujets ressentants, transforme nos émotions en stimuli émotionnellement compétents responsables de nouvelles émotions. Nos propres émotions peuvent provoquer de la peur (de souffrir, de perdre le contrôle), de la honte (d'être si faible), de la colère (de ne pas avoir la force de se dominer), de la culpabilité (d'avoir mal réagi), etc. Si bien que, non content d'éprouver une émotion douloureuse, nous en éprouvons deux, trois... et nous doublons, nous triplons notre peine.

Devant la douleur, physique ou morale, nous ne sommes pas tous égaux. Il y a des douillets et de gros durs. Face à un simple mal de tête, nous réagissons différemment. Certains se sentent obligés de « déclencher » le traitement toutes affaires cessantes. Il est impossible de leur adresser la parole tant qu'ils n'ont pas avalé leur remède. D'autres attendent quelques heures pour laisser à la douleur une possibilité de se dissiper spontanément. D'autres encore ignorent superbement le mal jusqu'à ce qu'il disparaisse de lui-même. À l'évidence, nous n'avons pas le même seuil de tolérance. Car, d'une part, nous n'avons pas la même sensibilité neurologique et, d'autre part, nous n'avons pas le même courage face à la douleur, c'est-à-dire la même capacité à surmonter notre peur de souffrir. Plus l'angoisse nous envahit, plus la douleur physique s'amplifie.

Les algologues, spécialistes des douleurs chroniques, connaissent bien ce phénomène et obtiennent un soulagement beaucoup plus important de la douleur physique quand ils prennent aussi en considération l'angoisse de la souffrance.

Pourquoi devenons-nous intolérants à nos émotions ? On peut invoquer plusieurs raisons. Certains ont pu être marqués par des expériences émotionnelles particulièrement traumatisantes qui les ont fait grandement souffrir. Ils ne se sentent plus le courage de revivre des douleurs aussi intenses et sont parfois terrorisés à l'idée de repasser par autant de souffrance.

Stéphanie Hahusseau évoque le rôle de l'éducation. Certaines familles, notamment celles qui ont vécu des histoires douloureuses, peuvent avoir tendance à considérer les émotions comme un signe de faiblesse et à censurer leur expression. Selon elle, il y aurait une sorte d'effet générationnel. Nos parents et grands-parents, qui ont vécu des vies plus dures, auraient moins de compassion pour des émotions suscitées par des événements plus ordinaires.

Il est aussi possible que notre tolérance à la douleur soit influencée par le niveau de développement des sociétés modernes, qui ont considérablement fait reculer la douleur et la maladie. Ce qui nous incline à penser que la médecine est toute-puissante à nous protéger, de sorte que nous admettons mal ses défaillances. Nous sommes loin du temps des stoïciens qui n'avaient d'autres remèdes que de prendre leur mal en patience et d'endurer *stoïquement* les épreuves infligées par l'adversité. Ou même, plus près de nous, dans des sociétés moins favorisées. Mon professeur de chirurgie nous racontait qu'en brousse africaine un homme blessé avait marché 25 kilomètres sur sa jambe brisée avant de rejoindre le dispensaire.

Peut-être sommes-nous allés trop loin et devrions-nous réapprendre à supporter les maux de notre vie quotidienne ?

Corinne est une femme très active. Grande et imposante. Solidement bâtie, comme on dit. Elle assure. Elle s'occupe d'une famille de quatre enfants et d'un mari un peu dépressif. Il y a deux ans, Marie, l'une de ses filles, a fait une crise d'adolescence particulièrement violente : dépression, échec scolaire, fugue, cannabis, petite délinquance... Dans la même période, son mari a perdu son emploi. Elle s'est trouvé devoir soutenir toute la famille. Elle voyait Marie se débattre dans la souffrance, se replier dans le silence. Marie ne sortait plus et passait ses journées à pleurer dans sa chambre recroquevillée sous sa couette. Corinne, impuissante, ne pouvait rien faire. Elle aurait voulu se battre pour sa fille. Rétrospectivement, Corinne dit qu'elle n'a jamais connu une aussi grande douleur. Assister sans pouvoir l'aider au calvaire de Marie l'a détruite.
Avec le temps, les choses se sont arrangées. Et la vie a repris pour tout le monde.
Aujourd'hui, je suis Corinne pour des problèmes de surpoids et de compulsions alimentaires. Après deux ou trois séances, Corinne me dit qu'elle a compulsé toute la semaine. Antoine, son mari, risque encore une fois de perdre son emploi. Connaissant son homme, elle sait qu'il peut rechuter dans la dépression. Elle sait que c'est encore elle qui devra assurer. Soutenir son mari. Mais elle est à bout de forces, elle demande un répit. Elle n'en peut plus. Elle voudrait que la vie la laisse respirer. Elle ne se sent plus capable de revivre les souffrances qu'elle a vécues. Les premières sensations d'angoisse qu'elle a ressenties ont aussitôt déclenché une crise de panique.

### ➤ *L'évitement émotionnel*

Si nos émotions nous deviennent trop insupportables, nous essayons d'en éviter l'expérience. Pour cela, nous développons des trésors d'imagination : en pensant à autre chose quand nous sommes émus, en mangeant, en buvant, en fumant, en consommant des drogues, en nous mutilant pour ne plus rien ressentir, en regardant la télé, en jouant à des jeux pour tout oublier, en travaillant trop, en faisant trop de sport, en sortant trop, en voyant trop de monde, en faisant attention uniquement aux émotions des autres, en rationalisant, en intellectualisant systématiquement ce qui nous arrive, en nous arrangeant pour ne jamais avoir de temps pour nous-mêmes, en remettant indéfiniment les choses au lendemain[11].

Pour certains, le meilleur moyen de ne pas se confronter à ses expériences émotionnelles consiste à se servir de nourriture. Certes, durant quelques instants le soulagement fait son effet et la douleur diminue. Manger procure un plaisir réconfortant. Mais, il faut bien le reconnaître, de courte durée.

Par ailleurs, cette solution présente quelques gros inconvénients. Le premier est qu'elle ne fait pas disparaître les problèmes qui nous ont troublés. Elle en fait même surgir de nouveaux, car nous savons bien que ce n'est pas en nous consolant ainsi de nos malheurs que nous réussirons à maigrir. Mais, tandis qu'on se lamente sur son poids qui n'en finit pas de grimper, on oublie au moins pourquoi on s'est mis à manger. On peut juger préférable de s'affronter au démon familier de son poids plutôt que d'avoir à se confronter à des problèmes moins bien connus ou peut-être plus douloureux.

Le deuxième est qu'elle amplifie encore notre intolérance aux émotions[12]. Sur le moment, nous pensons peut-être faire une bonne affaire. À long terme, plus nous évitons nos émotions, moins nous supportons leur présence. Et plus nous aggravons notre intolérance aux émotions. La première fois que nous avons mangé pour calmer une émotion, peut-être s'agissait-il d'une situation particulièrement difficile. Il faut bien reconnaître qu'à ce moment-là la nourriture s'est révélée d'un grand secours qui n'est pas passé inaperçu et a laissé un souvenir indélébile. Si bien que la fois suivante, il a semblé tout naturel d'y faire appel une nouvelle fois. Mais peut-être pour une douleur un peu moins importante. Et puis, le temps passant, l'habitude s'est installée de manger pour des douleurs de moins en moins fortes. Au début, on mangeait pour se consoler de grandes douleurs. À la fin, on finit par manger pour des portes qui claquent. Et même, au stade ultime de l'intolérance émotionnelle, on en arrive à manger avant même que les émotions ne surviennent.

Mirabelle est une jeune femme de 32 ans qui vit seule depuis qu'elle s'est séparée de son petit ami, il y a trois ans. Elle supporte très mal cette solitude. Dans la journée, occupée par son travail, elle n'y pense pas trop. Mais le soir, quand elle retrouve son petit appartement parisien du 18e arrondissement, elle redoute ce qui l'attend. Des soirées à pleurer… et à manger. Depuis quelque temps, ses habitudes ont changé. Elle s'achète des bonbons à la sortie de son travail qu'elle engloutit sur le chemin du retour. Elle mange pour se donner du courage et ne pas ressentir la tristesse qui l'étreindra quand elle rentrera chez elle.

Le troisième inconvénient est que plus nous avons peur de souffrir, plus nous devenons dépendants de ce qui nous empêche de souffrir. Autrement dit, plus nous évitons nos émotions, plus nous augmentons notre dépendance aux aliments et renforçons notre intolérance émotionnelle. C'est ainsi que nous nous rendons de plus en plus vulnérables à nos émotions.

Entendons-nous bien : il ne s'agit pas de s'entraîner à marcher sur des braises ardentes ou de s'enfoncer des aiguilles dans le corps. Il ne s'agit pas non plus d'endurer la douleur morale des grandes maladies psychologiques. Ni même de résister sans broncher aux drames de la vie. Mes patients qui répondent à leurs émotions en mangeant ne vivent pas chaque jour une tragédie. Je vous parle de supporter les émotions ordinaires de la vie quotidienne. Ou, si vous préférez, des émotions quotidiennes de la vie ordinaire. Je vous parle de l'inquiétude d'une réponse qui n'arrive pas, de la colère contre un garagiste qui fait mal son travail, de la tristesse d'un ami qui s'en va, de la déception d'un poste qu'on n'obtient pas…

Enfin, le dernier inconvénient, qui n'est pas le moindre, c'est qu'au bout du compte manger ne réconforte plus. Pire, c'est le fait même de manger qui devient une douleur.

Maryse est une jeune institutrice de 34 ans, venue me consulter pour des troubles du comportement alimentaire. Elle mangeait compulsivement sans comprendre ce qui l'incitait à agir ainsi. Elle avait beaucoup grossi à deux moments de sa vie. La première fois quand sa meilleure amie était morte dans un incendie. La seconde fois, après sa formation d'institutrice, quand, dit-elle, elle avait été lâchée dans la fosse aux lions. Ensuite, le poids avait fait son œuvre. Il était devenu sa principale source de stress.

Je l'ai rencontrée quand elle pesait 120 kilos. Au début, elle n'établissait aucun lien entre ses émotions et ses compulsions, elle pensait être dominée par des forces invisibles qui la poussaient à manger sans raison. Après quelques mois d'un patient travail, elle réussit à identifier les émotions à l'origine de ses envies de manger. Bien souvent, cette prise de conscience suffisait à lui faire trouver d'autres solutions. Son poids diminuait lentement mais sûrement. Elle avait atteint le seuil psychologique des 100 kilos. Elle avait même vu une fois un poids à deux chiffres sur sa balance.

Cependant, un jour, alors que tout allait pour le mieux, elle se remit à compulser et sa courbe de poids s'inversa. Comme au premier jour de notre travail, Maryse disait ne pas comprendre les raisons de ces compulsions.

La raison pourtant n'était pas si éloignée que cela. Depuis plusieurs années, le couple de Maryse ne se portait pas bien. Elle en était arrivée à la conclusion que les choses ne s'arrangeraient plus et qu'elle n'était plus amoureuse de son mari. Elle hésitait entre deux décisions : en prendre son parti et attendre que les enfants grandissent pour s'en aller ou partir tout de suite. Mais chaque fois qu'elle réfléchissait à la question, elle était submergée d'angoisse : la tête lui tournait, sa poitrine se bloquait et l'empêchait de respirer, ses jambes ne la portaient plus et sa gorge s'étranglait. Elle se jetait aussitôt sur la nourriture et tout rentrait dans l'ordre.

La situation de Maryse était difficile. Quel que soit son choix, il serait douloureux. Son anxiété était légitime, elle avait pour fonction de la faire sortir de ce dilemme et de l'obliger à répondre à la terrible question qu'elle se posait. C'est précisément parce qu'elle souffrait qu'il lui fallait prendre une décision. Pour ne plus souffrir ! Mais ne pouvant tolérer cette douleur, Maryse se jetait sur la nourriture. Et une fois qu'elle ne souffrait plus, elle remettait à plus tard sa décision.

Certes, sur le moment, manger pouvait apparaître comme une bonne solution pour moins souffrir. Mais à plus long terme, l'absence de décision ne faisait qu'accroître son angoisse et son besoin de manger.

## Le trouble du réconfort

Nous voilà au cœur du problème !

Après tout, manger pour calmer une émotion n'est pas forcément si grave. « Un coup de barre, Mars et ça repart ! » disait la publicité. Finalement, le réconfort, c'est aussi simple que ça. On a une baisse de moral, un gros chagrin, une petite contrariété, on mange son aliment fétiche, et tout va un peu moins mal : un peu de douceur dans ce monde de brutes, ça ne peut faire de tort à personne ! Au repas suivant, nous aurons un peu moins faim, mais nous irons un peu moins mal. Personnellement, les jours de détresse extrême, quand je trouve que vraiment trop c'est trop, j'attrape une boîte de Finger, une canette de Coca (pas du light, je déteste les boissons trafiquées), je m'affale sur le canapé du salon, et je me regarde un bon film d'aventures avec des bons qui sont vraiment bons et des méchants qui meurent à la fin. Et là, je me dis qu'il n'y a rien de mieux que de revenir aux vraies valeurs.

Oui, mais voilà ! Cela ne se passe pas comme ça, chez McDonald's. Quand mes patients mangent pour se réconforter, ils ne peuvent plus s'arrêter, et cela ne les réconforte plus du tout.

Il est normal pour la plupart d'entre nous de ressentir une tension émotionnelle qui parfois pourra devenir une motivation à manger. Nous mangeons un aliment que nous affectionnons, nous en ressentons un réconfort, source de rassasiement. Puis, détendus, soulagés de notre tension, nous n'éprouvons plus de motivation à manger. C'est l'ataraxie alimentaire. Nous sommes réconfortés.

Le réconfort se définit dans le *Littré* comme une consolation dans le malheur, un secours dans l'affliction. Un moyen de reprendre des forces qui nous avaient été enlevées. Le dictionnaire de l'Académie française le définit comme un moyen de donner de l'allégement aux sentiments pénibles, de se soulager d'une peine. Au fond, le réconfort consiste à se débarrasser de sentiments dévorateurs qui nous privent de nos forces naturelles. Tout cela n'est pas très éloigné de l'idée de stabilité du milieu intérieur.

Le trouble du réconfort c'est, au contraire, le fait de manger sans être en mesure de bénéficier de tous ces bienfaits. Il s'agit d'une anomalie de l'homéostasie émotionnelle au cours de laquelle un état de tension motive une prise alimentaire qui ne parvient pas à réduire cette tension. C'est même l'inverse : la motivation à manger ne diminue pas et, paradoxalement, il arrive même qu'elle augmente. Ainsi le réconfort n'apparaît pas, le rassasiement ne se produit pas et l'ataraxie alimentaire ne peut être atteinte.

Comment expliquer l'origine de ce trouble et comment comprendre la persistance d'un tel comportement apportant si peu d'effets bénéfiques ?

On a longtemps caractérisé les obèses comme des personnes réagissant à leurs émotions par des prises alimentaires. Certains chercheurs ont d'ailleurs suggéré que l'obésité pouvait survenir chez des personnes présentant des personnalités qui favorisaient ce type de comportements. Mais cette piste a rapidement été abandonnée parce que aucune étude n'a jamais permis de confirmer qu'il existait une personnalité commune à tous les obèses.

En revanche, au lieu de considérer le poids des individus, si on s'intéresse à leur degré de restriction cognitive, on découvre alors, quel que soit leur poids, qu'ils présentent d'étonnantes ressemblances. Les mangeurs restreints sont plus irritables, plus anxieux, plus sujets aux dépressions, plus vulnérables aux stress ; ils présentent une forte réactivité émotionnelle. Le contrôle qu'ils exercent continûment

### Yaelle et le gâteau de semoule

Yaelle souffre de compulsions. Elle mange jusqu'à s'en rendre malade des gâteaux de semoule. Pourquoi des gâteaux de semoule ?

À l'âge de 8 ans, avant l'école, sa maman lui préparait chaque matin un gâteau de semoule dont elle faisait une galette au fond de son assiette et qu'elle mangeait malicieusement en grignotant les bords et en se rapprochant progressivement du centre. Adolescente, alors qu'elle vivait chez ses grands-parents, elle adorait s'amuser à faire la course avec son grand-père. Le premier qui finissait sa part de gâteau de semoule avait le droit de venir manger dans l'assiette de l'autre.

Beaucoup plus tard, elle avait conservé l'habitude, « pour se faire du bien », de manger cet aliment de l'enfance. Malheureusement, quand, jeune adulte, elle décida de perdre du poids, elle décida aussi de se passer de ce simple réconfort. Elle résista longtemps puis, un jour, céda. Sans pouvoir s'en empêcher, elle se mit à en manger de plus en plus grandes quantités qui ne la rassasiaient jamais. Elle découvrait les compulsions et terminait ses crises assise au pied de son lit, prostrée, le ventre rempli à se rompre et enroulée autour d'elle-même.

Elle grossissait, et le gâteau de semoule ne lui faisait plus aucun bien !

sur leurs prises alimentaires les confine dans des positions défensives, occasionnant une forme d'usure mentale sournoise et exténuante. Quant aux pertes de contrôle qu'ils subissent, elles les renvoient toujours à des pensées culpabilisantes et à une déplorable estime de soi. On conçoit aisément comment la restriction cognitive, par un long travail de sape souterrain, s'emploie efficacement à transformer en profondeur la personnalité du mangeur, à le fragiliser sur le plan émotionnel et, paradoxalement… peut-être, l'incite à rechercher un réconfort dans la prise de nourriture.

L'intolérance émotionnelle est très dépendante du niveau de stress de la personne. Chacun en a plus ou moins déjà fait l'expérience. La fatigue, souvent, nous rend moins tolérants aux situations de stress. Ce que nous supportons quand nous sommes en forme nous devient insupportable quand nous sommes épuisés. Les cris de nos enfants nous paraissent charmants quand nous sommes détendus. Ils nous paraissent pénibles après une journée de travail éreintante ou au décours d'une mauvaise nouvelle. Tous les événements stressants réduisent notre tolérance émotionnelle : la fatigue, bien sûr, la maladie, les insomnies, la douleur, l'attention soutenue, ou même l'accumulation de difficultés. Chacun de ces événements s'accompagne d'une augmentation de la sécrétion des hormones du stress et nous rend plus chatouilleux, susceptibles, réactifs. De même, la restriction cognitive qui constitue un réel stress alimentaire augmente l'intolérance du mangeur à ses émotions. Chez le mangeur impulsif, la restriction cognitive a pour effet d'amplifier encore l'impulsivité alimentaire et donc les envies de manger.

Par ailleurs, alors que les sujets normaux[13] qui mangent sous le coup d'une anxiété se sentent généralement moins anxieux après cette consommation, les études démontrent que les obèses, bien souvent après avoir mangé, loin de se sentir soulagés de leur tension, ne s'en trouvent au contraire que plus anxieux, plus coupables, plus honteux… et même plus obèses[14]. Manger ne les soulage en rien. Non seulement leur nourriture ne les réconforte pas, mais elle constitue un stress supplémentaire, comme en témoignent les concentrations plus importantes de cortisol que l'on retrouve chez ce type de mangeur[15].

Elsa a 42 ans, elle est obèse depuis l'enfance. C'est une femme solide avec un caractère bien trempé. Plusieurs psychothérapies, toutes motivées par son surpoids, lui ont apporté un grand recul sur les événements de la vie. Mais n'ont jamais guéri ses compulsions. Je la vois depuis un an. Son comportement alimentaire est devenu normal. Elle n'est plus en restriction cognitive. Son mari souffre d'une maladie chronique qui alterne de longues périodes de calme avec la survenue de crises tout à fait imprévisibles. Habituellement, Elsa vivait ces moments de façon très compulsive. Lors d'une récente crise de son mari, Elsa constate qu'elle continue à respecter sa faim. Elle ne compulse pas. « En temps normal, j'aurais pété les plombs », s'étonne-t-elle. La disparition du stress alimentaire la rend plus forte pour affronter les adversités. Auparavant, il la rendait vulnérable à ses émotions.

Il se pourrait bien que ce soit là ce qui caractérise le mieux le comportement des obèses et, plus généralement, de toutes les personnes en état de restriction cognitive : leur anomalie ne serait pas tant qu'elles chercheraient à se réconforter en mangeant, mais qu'elles n'y parviendraient pas !

Lorsqu'un mangeur normal éprouve des émotions négatives, il parvient aisément à les dissiper avec un bon repas dès lors que celui-ci lui procure des émotions positives. Il suffit pour cela qu'il puisse penser du bien de ce qu'il vient de manger afin que ses aliments soient chargés d'un contenu émotionnel positif. C'est à cette seule condition que ce repas peut chasser les émotions négatives qui le tourmentaient et qu'il peut s'arrêter de manger après avoir obtenu le réconfort et le rassasiement auxquels il aspirait.

## Exemple de pensées et d'émotions négatives[16]

| Situations | Pensées | Émotions | Conséquences |
|---|---|---|---|
| Je mange « mal » ou Je mange trop | Tout ça, c'est ma faute. Je n'avais qu'à pas en acheter. Je m'étais pourtant juré de ne pas recommencer. | Culpabilité | Je mange sans faim |
| | J'étais si heureux(se) quand j'étais mince. Je ne retrouverai jamais ce bonheur. | Tristesse | |
| | Je n'arrête pas de grossir. Je vais devenir un monstre. | Anxiété | |
| | Je ne m'en sortirai jamais. Je fiche ma vie en l'air. | Désespoir | |
| | Je me sens nul(le). Je ne vaux rien. Je n'ai aucune volonté. | Honte | |
| | C'est trop injuste. Tout le monde y arrive sauf moi. | Colère | |
| | Je ne connaîtrai pas le bonheur d'être mince et beau (belle). | Déception | |

Le mangeur restreint se trouve, lui, dans l'impossibilité de penser du bien de ce qu'il mange. Et parfois du simple fait de manger. Il se reproche de ne pas avoir faim. Il se reproche de ne pas s'en tenir à ses bonnes résolutions. Il se désespère de grossir. Il éprouve en mangeant toutes sortes d'émotions négatives qui l'empêchent de se réconforter et donc de se rassasier.

Le mangeur restreint est pris au piège d'une régulation en tendance qui aggrave son déséquilibre émotionnel. Nous avons affaire à des personnes qui, en raison d'un conditionnement, sont motivées pour manger en réponse à leur stress. Or, dans le contexte de la restriction cognitive, c'est le fait même de manger qui constitue un stress. Il se produit donc une augmentation de la motivation à manger qui empêche le rassasiement. Et la boucle est bouclée !

Mais pourquoi un comportement qui apporte si peu de bénéfices ne disparaît-il pas ?

Nous avons déjà apporté certains éléments de réponses. En premier lieu, ce comportement se renforce lui-même en empêchant l'expérience émotionnelle. Il aboutit à augmenter l'intolérance aux émotions et l'impulsivité alimentaire. Surtout, malgré tous ses inconvénients, sans apporter une bonne solution, il reste encore le meilleur moyen à un moment donné d'obtenir un soulagement émotionnel. Parfois, l'urgence du soulagement domine toute autre considération, y compris pondérale. L'urgence de ne plus souffrir est bien supérieure à l'importance de contrôler son poids. Empêcher ces comportements sans rien apporter en remplacement peut s'avérer terriblement préjudiciable à la santé psychique. Il n'est pas rare que, grâce à d'importants efforts de contrôle mental, certaines personnes parviennent à résister à leur impulsivité. Sans autres moyens de défense, il arrive aussi qu'elles basculent dans de graves dépressions.

## Les trois cercles vicieux

Pour comprendre un comportement alimentaire dominé par les émotions, toute la difficulté tient précisément à l'enchevêtrement de ces cercles vicieux et à leur impact sur l'impulsivité alimentaire.

Dans la plupart des cas, peut-être tous, nous avons affaire à des personnes qui réagissent à leurs émotions négatives par des prises alimentaires. Est-ce parce qu'elles avaient des problèmes de poids qu'elles sont devenues impulsives ? Ou bien, est-ce parce qu'elles étaient impulsives qu'elles ont développé des problèmes de poids ? C'est le problème indémêlable de la poule et de l'œuf. Le fait est qu'elles ont aujourd'hui des problèmes de poids, qu'elles sont devenues impulsives et qu'elles sont submergées par des émotions qui les font manger. Il n'est donc pas inutile de s'interroger sur l'origine de leurs émotions.

Nos émotions négatives résultent en grande partie de l'appréciation négative que nous faisons des situations auxquelles nous sommes confrontés. Ces appréciations résultent de nombreux facteurs, et il ne faudrait pas sous-estimer dans ce domaine l'importance des causes génétiques et biologiques. Cependant, ce sont surtout nos schémas de pensée, installés dès notre plus jeune âge et au fil de nos expériences, lorsqu'elles sont sources de souffrance, qui pèsent lourd. Si je peux me permettre l'expression.

Aucune étude n'a pu démontrer que les personnes en difficulté avec leur poids ou leur comportement alimentaire présentaient une personnalité particulière. Mais force est de constater que toutes s'y entendent pour fabriquer des émotions comme l'anxiété, la colère, la tristesse ou la culpabilité. Dresser l'inventaire de toutes les formes de pensée, de tous les traits de caractère, de toutes les trajectoires de vie, de tous les héritages familiaux susceptibles de provoquer des émotions, pourrait suffire à remplir une encyclopédie. À cet égard, les spécialistes de l'obésité ou des troubles du comportement alimentaire ont tout incriminé : les mères fusionnelles ou trop absentes, les pères autoritaires ou trop présents, les oncles incestueux, les sœurs jalouses, le perfectionnisme, la mauvaise estime de soi, les personnalités dépendantes, l'absence d'amour ou le trop d'amour, l'intransigeance, les personnalités dépressives ou hystériques ou narcissiques, la peur de séduire, la peur des autres, l'obésité cannibale, protectrice, refuge, provocatrice, etc.

Affirmer que toutes les émotions issues de ces systèmes de pensée occasionnent des souffrances d'une grande violence me paraîtrait très contestable. Assurément, certaines personnes vivent ou ont vécu des situations dramatiques ou traumatisantes et souffrent d'émotions de très forte intensité qu'elles atténuent en mangeant. À l'inverse, d'autres se contentent de manger pour se réconforter de la tension ordinaire d'une journée de travail, de la fatigue ordinaire d'un jour comme les autres, sans que l'on puisse dire que la journée a été particulièrement éprouvante sur le plan émotionnel ou physique. Le point commun à toutes ces situations est simplement la difficulté de trouver une autre solution à l'inconfort ou à la douleur émotionnelle.

Sans doute en existe-t-il un autre. C'est l'impulsivité alimentaire qui peut être vécue comme un événement très douloureux, indépendamment de ses conséquences pondérales. Certains patients me consultent uniquement pour ce type de trouble, alors qu'ils se satisfont de leur poids. Il est fréquent que le sentiment de perte de contrôle aboutisse à une dépréciation de la personne. L'opinion courante veut que toute forme de contrôle dépende d'un simple effort de volonté. Si bien que l'impuissance à contrôler ses pulsions par une démarche volontariste a généralement pour effet d'entamer l'estime de soi, de se considérer comme un être inférieur. Et par conséquent, d'aggraver les pensées négatives que l'individu nourrit sur lui-même. Ainsi, *plus j'ai des pensées négatives, plus j'ai d'émotions négatives ; plus je mange, plus j'ai des pensées négatives...*

J'attire votre attention sur le fait que les pensées négatives qui ont déclenché les émotions peuvent être sans rapport avec soi-même. Il peut s'agir de pensées concernant les autres ou les conditions de vie en général[17]. Mais le fait de manger ramènera invariablement le mangeur à des pensées négatives sur lui-même. Ainsi, je peux manger sous le coup d'une colère provoquée par un ami qui m'a posé un lapin. Mais le fait de manger me ramène automatiquement à des pensées négatives sur ma défaillance à me contrôler. À la longue, le cercle vicieux devient : *plus je mange, plus je suis nul ; plus je suis nul, plus je mange...*

Voici donc le premier cercle vicieux, celui des pensées négatives.

Parmi ces pensées, certaines concernent tout particulièrement l'idée que nous avons de notre corps. Le moins que l'on puisse dire est que le regard que portent sur elles les personnes en difficulté avec leur poids ou leur apparence physique leur inspire des sentiments peu amènes : honte, détestation, dégoût de soi, etc.

Se voir gros ou simplement croire qu'on pourrait le devenir nous fait aussitôt envisager un avenir abominable. Être gros dans une société qui les déteste et les rejette n'a rien d'une sinécure. Avoir peur de devenir gros, c'est avoir peur de l'exclusion. Le gros, c'est un pauvre que ses amis abandonnent, dont on ne peut tomber amoureux, qui peine à trouver un travail, quand il en trouve, qui ne progresse pas dans sa carrière, dont tout le monde se moque, que tout le monde dévisage dans la rue[18].

Ne pas contrôler son comportement alimentaire ne renvoie pas une bonne image de soi. Mais après tout, qui le sait ? C'est une affaire entre soi et soi. Tandis qu'être gros... C'est porter sur soi la marque même de son infamie, de son absence de volonté. C'est la preuve de son insuffisance qui s'affiche aux yeux de tous.

On comprend que tout cela fasse manger !

**Extraits du carnet alimentaire de Sophie**

Je me trouve grosse, moche. Je mange plein de chocolat pour me consoler, mais...

Je me trouve énorme, rien ne me va. C'est insupportable. J'ai envie de me mettre au régime sec pour me punir. Mais je ne serai même pas capable de le tenir. Je craquerai au bout d'une heure.

Je me suis pesée. C'est désespérant. Je fais une razzia sur les cookies et les fondants au chocolat.

Chaque fois que je pense à mon poids, que j'essaie un pantalon, que je passe devant un miroir, je me dégoûte et ça me donne envie de manger. Plus débile que moi, tu meurs.

Naturellement, si ces prises alimentaires ne sont pas compensées par les mécanismes de la régulation ou par des tentatives de contrôle mental, elles risquent fort de se solder par une augmentation du poids et une dégradation supplémentaire de l'image de soi. Et c'est ainsi que : *plus je mange, plus je grossis ; plus je grossis, plus je mange...*

Voilà le deuxième cercle vicieux, celui de l'image négative du corps et du rejet de soi.

L'insatisfaction corporelle croissant, comment résister à l'idée de faire un régime ? Famille, amis, médecins, collègues de travail, médias, et maintenant pouvoirs publics : tous s'entendent pour que nous nous reprenions en main. Allez, un petit effort de volonté ! Et voilà que sans avoir conscience des dangers de sa démarche, le mangeur pénètre dans l'univers de la restriction cognitive.

Comme nous l'avons décrit, la restriction engendre également son cortège d'émotions négatives : les peurs de manquer, d'avoir faim, la frustration, la culpabilité, l'insécurité alimentaire… Elle augmente l'impulsivité alimentaire et l'intolérance aux émotions. Les pertes de contrôle n'ont pour effet que d'inciter le mangeur à renforcer ses efforts de restriction. Autant pour rattraper les dégâts que pour se rassurer sur sa force de caractère. *Plus je mange, plus je me restreins ; plus je me restreins, plus je mange…*

**Extrais du carnet alimentaire de Marianne**

Nous sommes au resto avec des amis. Je me suis lâchée et j'ai fini la pizza de ma copine. C'était trop gras, j'ai trop mangé.
Je m'en veux encore pour hier soir. J'ai été nulle. J'ai envie de sucré et pourtant je n'ai pas faim. Ça m'angoisse.
Je n'ai pas faim. J'essaie de faire un repas léger mais j'ai quand même trop mangé. Il y avait des marrons, je n'ai pas pu m'arrêter. Je me dégoûte en pensant à tout ce que je mange.
C'est dingue, j'ai mal au cœur et j'ai encore envie de marrons. Je ne me sens pas capable de faire attention. Je ne contrôle pas ce que je mange. J'ai honte de moi !

Et voilà le troisième cercle vicieux, celui de la relation négative avec les aliments et de la restriction cognitive. On comprend comment chaque pôle de ce système infernal vient constamment se renforcer au contact de l'intolérance émotionnelle pour former des cercles vicieux qui feront manger tant et plus.

Mais la plupart des personnes ne devinent pas les ressorts cachés de leurs émotions. Il est même assez fréquent parmi les personnes que nous traitons de découvrir des patients qui parviennent difficilement à percevoir ou à identifier leurs émotions. Et il est très rare qu'une personne ait conscience du phénomène de l'intolérance émotionnelle. Dans l'impossibilité de comprendre ce qui leur arrive, elles se trouvent donc confrontées à des comportements qu'elles jugent aberrants et sans logique apparente : « Je me trouve minable de manger comme ça, de n'avoir aucune volonté et pourtant je n'arrête pas de le faire ! Je trouve débile de manger et de grossir alors que je ne peux plus supporter mon corps et que je ne pense qu'à maigrir ! Je trouve nul de passer mon temps à craquer et à faire ensuite des régimes ! »

Mais il y a mieux !

Se voir gros, c'est presque toujours partager l'opinion de la société sur les obèses. Comment se soustraire à ce jugement ? C'est donc modifier son regard sur soi-même, sur les autres et sur la vie en général. Ainsi, non content de grossir et d'activer le cycle de l'image négative du corps, nous réactivons le cycle des pensées négatives. Mais comment rattraper les dégâts sinon en s'imposant un peu plus de restrictions et de contrôles, et ainsi en réactivant le cercle vicieux de la restriction cognitive ?

Se restreindre, c'est s'exposer aux pertes de contrôle. Ne pas se contrôler, c'est s'exposer à grossir et à détester davantage un corps que l'on rejette (cycle de l'image négative du corps). C'est aussi remettre en question ses capacités de contrôle, sa volonté, sa force de caractère, sa valeur en tant qu'individu, ses possibilités d'avenir… (cycle des pensées négatives).

Se trouver nul, c'est se focaliser sur tout ce qui ne va pas chez soi. C'est mettre l'accent sur ses moindres défauts. C'est juger son corps encore plus sévèrement (cycle de l'image négative du corps). Et c'est aussi avoir besoin de se rassurer sur ses capacités à se contrôler en faisant des régimes de plus en plus restrictifs (cycle de la restriction cognitive).

Ainsi ces trois cercles vicieux ont-ils la particularité de se renforcer eux-mêmes et les uns les autres.

Voilà donc le sort du malheureux mangeur aux prises avec ses émotions. Tout le fait manger et, chaque fois qu'il mange, tout le déprime. Pas étonnant qu'un petit régime sans graisse et sans sucre ne le tire pas d'affaire !

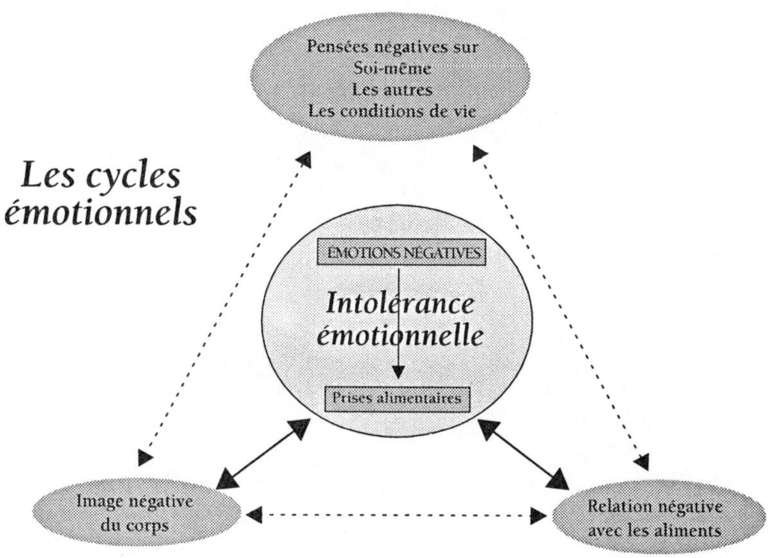

CHAPITRE 7

# Et maintenant, comment faire ?

Officiellement, l'épidémie d'obésité résulte d'une diminution des dépenses énergétiques et d'une augmentation de la consommation des aliments gras et sucrés. Selon les défenseurs de cette thèse, les causes de ces phénomènes s'expliqueraient par la sédentarisation de nos sociétés modernes et par l'expansion de l'offre alimentaire. Face à celle-ci, le mangeur démuni et insuffisamment ou mal informé ne saurait pas effectuer les bons choix et se dirigerait en toute innocence vers des aliments qui le feraient grossir.

Le remède consisterait donc à promouvoir davantage d'activité physique et à mieux informer les mangeurs qui ainsi, par des choix éclairés, pourraient modifier leur comportement alimentaire dans un sens plus favorable. C'est grâce à des campagnes d'information massives que les bonnes informations pourraient leur parvenir : six millions de guides *La Santé en mangeant* distribués dans la population, slogans diffusés à longueur de journée sur tous les messages publicitaires audiovisuels ou écrits, éducation nutritionnelle à l'école, mobilisation de tous les personnels médicaux et paramédicaux, des industriels de l'agroalimentaire, des pouvoirs publics, des associations d'usagers et de consommateurs, etc. Sans compter le relais d'une presse très coopérative.

Tous ces efforts devraient aboutir à une réduction de l'obésité. Eh bien, non[1]. À coups de campagnes massives, les États-Unis ont réussi à faire diminuer leur consommation de gras de 10 % en vingt ans[2]. Mais l'obésité a doublé au cours de la même période. Car, dans le même temps, la taille de leurs portions moyennes a augmenté de 15 %. De même, les patients que nous avons mis au régime équilibré ont aussi modifié leur comportement alimentaire. Certains ont maigri, d'autres non. Et certains ont grossi. Parce que la diminution de leur consommation d'aliments gras et sucrés ne s'est pas accompagnée d'une diminution globale de leurs apports caloriques.

Hormis quelques situations particulières, la plupart des personnes grossissent car leur comportement alimentaire échappe à leur régulation énergétique. Il n'est plus contrôlé par leurs besoins énergétiques. Comme c'est le cas des mangeurs rationnels ou émotionnels.

Il est certain que des anomalies d'une telle ampleur ne peuvent s'expliquer autrement que par la présence de phénomènes de société. Incontestablement, ces perturbations sont favorisées par un environnement qui incite à la sédentarité, rendant les sensations corporelles moins perceptibles, qui pousse aux surconsommations alimentaires ou qui contribue à l'effacement des repères sociaux alimentaires, n'assurant plus l'étayage des régulations physiologiques. L'apologie de la minceur et la médicalisation de l'alimentation qui caractérise nos sociétés modernes ont probablement aussi leur part de responsabilité dans l'étendue du phénomène. Certains affirment aussi, avec de sérieux arguments, que nos techniques d'élevage ont entraîné des déficits en oméga-3 favorisant le développement du tissu adipeux.

Nous sommes donc face à des personnes qui ne perçoivent ou ne respectent plus leurs sensations alimentaires, qui s'en remettent pour manger à des croyances alimentaires, qui fabriquent des émotions à tour de bras et mangent pour les faire disparaître. Est-il concevable de réduire la solution d'un tel problème à plus d'activité physique et à une moindre consommation d'aliments gras et sucrés ? Libre à chacun de continuer à le croire !

## Le vrai objectif

« Il n'y a pas de bon vent pour qui ne connaît pas son port », disait Sénèque. C'est l'objectif que l'on se fixe qui donne un sens à la réflexion et au travail que l'on accomplit. Il est donc essentiel de s'accorder sur un objectif précis avant d'aller plus loin.

Dans bien des domaines, la médecine a défié la nature et accompli des exploits. Mais, en ce début de XXIe siècle, force est de constater qu'elle n'a toujours pas réussi à percer les mystères du tissu adipeux et à vaincre les problèmes de poids qui en découlent. Pour l'heure, en attendant de prochains traitements, nous devons reconnaître que le poids ne peut constituer un objectif thérapeutique. Il dépend trop peu de nos désirs et beaucoup trop de paramètres qui nous échappent, tels que la génétique et la physiologie du tissu adipeux.

Si les pouvoirs publics doivent assumer la responsabilité de créer des environnements favorables ou d'intervenir sur la chaîne alimentaire pour rétablir un meilleur équilibre en oméga-3, par exemple, il nous revient, en revanche, à titre personnel d'agir sur les surconsommations qui conduisent à l'augmentation du poids. En fonction du caractère hypertrophique ou hyperplasique du développement du tissu adipeux, la disparition des surconsommations peut laisser espérer une perte de poids. Sans malheureusement la garantir.

Je n'insisterai donc jamais assez sur le fait que la perte de poids ne constitue qu'un espoir, partagé par le patient et son thérapeute, et ne saurait nullement prétendre au rang d'objectif. Admettre ce point de vue revêt une importance capitale. Il détourne des comportements excessifs aboutissant à des demandes d'amaigrissement irréalistes, autant de la part des patients que des médecins. Même s'il est minime, de l'ordre de 3 ou 4 kilos, il est impossible d'assurer à une personne un amaigrissement compatible avec son homéostasie générale. En revanche, le risque est grand de voir se développer chez elle des comportements de restriction dont nous connaissons maintenant les risques pour le poids et la santé physique et mentale.

Quant aux personnes qui présentent un surpoids mettant leur santé en danger, il est encore moins concevable d'exiger d'elles des amaigrissements qui pourraient se solder par une aggravation des complications qui avaient précisément motivé une attitude aussi volontariste qu'aveugle. La sagesse veut, en cas d'insuccès, que l'on s'oriente vers des traitements médicaux de leurs complications et, éventuellement, que l'on envisage des approches chirurgicales de leur surpoids.

Ainsi, *le seul objectif sensé est de retrouver un comportement alimentaire normal, c'est-à-dire principalement contrôlé par les besoins/sensations alimentaires. La régulation émotionnelle et le contrôle mental du comportement alimentaire s'effectuant sans entraver le fonctionnement de la régulation énergétique ou nutritionnelle.*

C'est la restauration d'un tel comportement, par le jeu des régulations, qui permettra de savoir où se situe le *set-point*. Dès lors, toute la difficulté consiste à accepter ce poids, même s'il se trouve éloigné de celui auquel on aspirait !

Plus facile à dire qu'à faire, me direz-vous ! Je suis bien d'accord. En vérité, c'est même tout un programme !

### Votre programme

• Vous devrez tout d'abord vous assurer que vous êtes bien capable de reconnaître vos sensations alimentaires et faire en sorte qu'elles soient globalement respectées.
• Vous devrez cesser de manger en fonction de besoins déterminés pour des populations entières. Ou en fonction de règles qui tiennent finalement plus de la croyance que de la science. Il faudra donc réduire le contrôle mental du comportement alimentaire pour laisser aux sensations alimentaires la possibilité d'exprimer les besoins du corps. Et, par conséquent, faire disparaître la restriction cognitive. Ce qui reviendra bien souvent à s'opposer à tout un système : les médecins, les pouvoirs publics, les médias, l'entourage, l'école... qui ne cesse de vous répéter qu'il ne faut pas sauter de petit déjeuner, qu'il faut manger cinq fruits et légumes par jour, un laitage à tous les repas, manger moins gras et moins sucré...
• Vous devrez trouver d'autres moyens pour assurer votre régulation émotionnelle que l'utilisation de la nourriture. Vous devrez aussi devenir capable de supporter vos émotions.
• Et pour finir, il vous faudra accepter le poids qui résultera de tout ce travail. Vous aurez peut-être la bonne surprise d'obtenir le poids auquel vous aspiriez, mais peut-être aussi faudra-t-il se résoudre à accepter ce qui semblait inacceptable ! Et peut-être aussi, à assumer un corps que la société rejette.

## La stratégie

Par quoi faut-il commencer ? Ici, tout est affaire de cas particulier.

Tous les patients sont, à des degrés différents, aux prises avec une triple problématique : une mauvaise image de leur corps, une relation négative avec les aliments, une production excessive d'émotions qu'ils font disparaître ou qu'ils atténuent en mangeant. Il n'est évidemment pas possible d'aborder tous ces sujets en même temps. Et c'est précisément la façon dont ils affectent chaque personne en particulier qui permet d'arrêter la stratégie appropriée.

Quand la situation permet le choix de la stratégie, mieux vaut commencer par rétablir une relation positive avec les aliments en traitant tout d'abord la restriction cognitive. Celle-ci étant un facteur d'aggravation de l'impulsivité alimentaire, sa disparition entraîne mécaniquement une diminution de l'impulsivité sans qu'il soit besoin d'y travailler. Pour un seul effort nous obtiendrons ainsi un double bénéfice. Il sera plus aisé par la suite de revenir sur l'impulsivité alimentaire dont l'intensité a diminué.

Odile est une jeune diététicienne qui vient de finir ses études. Elle travaille dans un hôpital où elle assure des consultations auprès de personnes en surpoids ou obèses. Elle croit en son travail et à son utilité. Car elle perçoit la détresse des patients qui viennent la voir.
Mais depuis quelque temps, Odile grossit et ne contrôle plus son comportement alimentaire. Elle a des compulsions. Comme celles de ses patients. « Je sais par cœur ce qu'il faut faire, mais j'en suis incapable. » Plus elle compulse, plus elle s'acharne à respecter à la lettre ce qu'elle a appris au cours de ses études. L'éternel catéchisme : prendre trois repas par jour, manger moins gras et moins sucré…
Rien n'y fait. Elle continue à compulser de plus belle et à grossir. Plus elle grossit, plus elle stresse. N'est-elle pas censée montrer l'exemple ? Ne devrait-elle pas être la première à respecter ce qu'elle demande aux autres ?

À bien réfléchir, c'est précisément pour être irréprochable qu'elle a commencé à vouloir devenir l'exemple vivant de ce qu'il fallait manger. « Quand je mangeais avec d'autres personnes, j'avais l'impression que tout le monde m'épiait. » Et c'est bien là que tout s'est compliqué. Tous les symptômes de la restriction se sont installés les uns après les autres : la frustration, la culpabilité, la peur d'avoir faim, la peur de manquer, le trouble du réconfort...
« Auparavant, dit-elle, quand j'avais un petit coup de cafard, je me consolais en mangeant. C'était ma petite douceur. Maintenant, c'est devenu un enfer. Je mange en culpabilisant et je ne peux plus m'arrêter. »
Nous avons décidé de commencer par revoir tout ce qu'elle savait par cœur et de travailler sur la restriction cognitive.

Parfois, c'est la situation qui impose la stratégie. Il n'est pas toujours possible de commencer par le traitement de la restriction cognitive. Notamment, chez certaines personnes fortement restreintes se maintenant au-dessous de leur *set-point*. Le respect de leurs sensations alimentaires les amènerait inévitablement à reprendre du poids. Ce que, le plus souvent, elles ne seraient pas en mesure de supporter. Mieux vaut dans ce cas aborder l'acceptation de soi. Une réflexion sur ce à quoi il faut renoncer en reprenant du poids.

Sophie a 35 ans et vingt ans de troubles du comportement alimentaire derrière elle. À 17 ans, elle était anorexique. À 19 ans, elle était boulimique et vomisseuse. Voilà donc vingt ans qu'elle est prisonnière de la bouffe. Enfant, elle n'avait pas, comme on dit, un physique très facile : de grosses lunettes, des chaussures orthopédiques, de l'acné, un appareil dentaire très voyant, un léger surpoids et un père qui ne supportait pas les grosses. Comble de malchance, elle était élevée avec sa cousine Judith du même âge, une petite princesse qui à sa naissance avait trouvé dans son berceau toutes sortes de cadeaux que les bonnes fées y avaient déposés. Chez elle et au collège, Sophie collectionnait les moqueries et les humiliations, tandis que Judith collectionnait les petits copains. Sophie haïssait son corps, Judith passait son temps à le contempler. À 15 ans, à la suite d'une infortune amoureuse, Sophie a fait une petite dépression et a perdu beaucoup de poids. Il arrive souvent que la dépression s'accompagne d'une perte d'appétit que les adolescentes mettent à profit pour entreprendre un régime. Dans son malheur, Sophie se trouvait enfin jolie. Et elle n'était pas la seule. Les garçons semblaient bien partager le même avis. Mais quand la dépression eut disparu, l'appétit revint et le poids avec. Seulement voilà, Sophie ne l'entendait pas de cette oreille. Il n'était plus question de renoncer à ce bonheur tellement attendu. Pour être aimée, il fallait plaire. Et pour cela, elle était prête à tout.

Elle a commencé à lutter contre sa faim. Ce qui automatiquement déclencha des compulsions. Pour ne pas grossir, Sophie comprit rapidement que les vomissements pouvaient être une bonne solution. Elle devint boulimique. Toute sa vie s'organisa désormais autour de la bouffe. « La boulimie a confisqué mon cerveau », disait-elle.

Quand elle vint me voir, je lui demandai quels étaient ses objectifs. Elle me répondit : « Ne plus penser à la bouffe. Être libre. Avoir une vie sociale normale. Être capable de m'asseoir à une table et simplement manger. »

Le problème, c'est que quand nous avons commencé à travailler sur la restriction cognitive, il est immédiatement apparu que Sophie ne supporterait pas le risque de prendre du poids. Elle ne maintenait son poids que grâce aux vomissements.

Nous avons décidé de commencer à travailler sur l'acceptation de soi.

D'autres fois, la personne est confrontée à des difficultés psychologiques suscitant bien trop d'émotions pour aborder d'emblée un travail sur les sensations alimentaires. Les aliments sont trop indispensables à son équilibre émotionnel. Elle ne serait pas en situation de s'en séparer. De nouvelles ressources lui sont nécessaires pour faire face à ses émotions.

À 28 ans, Noémie se marie avec l'homme le plus improbable qu'elle puisse imaginer. Elle, juive, fragile, très belle femme. Lui, Sébastien, Réunionnais, une force de caractère peu commune, le visage déformé par un cancer des os.
Après sept ans de mariage et un enfant, Sébastien apprend qu'il est atteint d'une métastase pulmonaire. Il doit arrêter son travail et lutter contre son cancer à coups de chimiothérapie répétée. Noémie se bat à ses côtés. Malheureusement, cinq ans plus tard, le cancer de Sébastien progresse. Il atteint sa colonne vertébrale et lui paralyse les deux jambes. À force d'opérations, d'hospitalisations, de chimiothérapies et de rééducation, Sébastien remarche quelques mois. Le cancer continue à progresser. Épuisé, Sébastien dépose les armes et meurt doucement sans se plaindre. « Quand il est mort, il m'a transmis sa force », dit Noémie.
Durant ces dix années de combat contre la maladie de Sébastien, Noémie se réconfortait en mangeant compulsivement. À force de régime, elle maintenait son poids.
Deux jours après l'enterrement de Sébastien, Noémie rencontre Richard. Un coup de foudre ! Elle renaît. Pourtant, les compulsions alimentaires ne furent jamais aussi fortes qu'à ce moment. Et le poids qui fut maintenu durant toutes ces années éprouvantes finit par augmenter. Noémie, toute au bonheur de cette nouvelle relation, prend 10 kilos.
C'est alors qu'elle décide de venir me consulter.
Qu'est-ce qui ronge Noémie ? Ce n'est pas la tristesse de la mort de Sébastien. Elle a été passionnément amoureuse mais

elle se sent soulagée de son départ. Elle ne supportait plus de le voir souffrir. « Sébastien est mieux là où il est », dit-elle. Non, ce qui dévore Noémie, c'est la culpabilité ! Comment peut-on ressentir tant de bonheur quelques jours seulement après avoir enterré l'homme de sa vie ? C'est terrible la culpabilité. Ça vous serre la gorge. Ça vous empêche de respirer. Ça vous prend le ventre comme dans un étau. Noémie se sent coupable d'aimer Richard. Coupable de ne plus penser chaque instant à Sébastien. Coupable de revenir à la vie. Coupable d'être soulagée de la mort de Sébastien. « J'ai l'impression de tromper Sébastien », dit-elle. Et puis, la culpabilité, ça vous fait manger tant et plus ! Manger pour ne plus souffrir. Pour ne plus penser !
C'est donc par là que nous avons commencé.

## Les moyens

Je n'ai pas ici l'ambition d'entrer dans les détails d'une méthode. Mais je voudrais tout de même vous en présenter les plus grandes lignes et les points essentiels. La restauration d'un comportement alimentaire normal se heurte à l'existence de deux difficultés : *pouvoir reconnaître les sensations alimentaires* et *pouvoir les respecter*. Un peu comme sur la route, il y a ceux qui ne savent pas rester du bon côté de la ligne jaune et ceux qui ne la voient pas. Comment respecter ce qui n'a pas d'existence ?

Les spécialistes décrivent des anomalies dans le déroulement du processus émotionnel en fonction de la difficulté qu'éprouvent les personnes à ressentir, identifier, accepter ou utiliser leurs émotions[3]. La proximité neurophysiologique que nous avons soulignée entre les sensations et les émotions explique certainement la superposition des pathologies des sensations alimentaires avec celles des émotions. Il n'est guère surprenant que nous retrouvions un déroulement analogue dans le processus sensoriel et donc les mêmes anomalies : difficultés à percevoir ses sensations alimentaires, à les reconnaître et à les différencier des émotions ou d'autres sensations corporelles, à les accepter sans en avoir peur, à les utiliser en tenant compte des informations qu'elles nous apportent.

| Troubles émotionnels | |
|---|---|
| **Difficulté à...** | **Anomalies** |
| Ressentir | Troubles dissociatifs |
| Identifier | Aléxithymie |
| Accepter | Intolérance |
| Utiliser | Manque de compétences, d'habiletés... |

Ainsi le rétablissement d'un comportement alimentaire normal impose-t-il de restaurer un bon déroulement du processus sensoriel. Il faut, pour cela, devenir ou redevenir capable de percevoir correctement les sensations et les émotions alimentaires, apprendre à les différencier des autres émotions, induites ou extra-alimentaires, et rendre aux sensations, aux cognitions et aux émotions la part qui leur reviennent dans le contrôle du comportement alimentaire.

Mais intervenir sur ces différents processus mentaux et infléchir leur portée sur le comportement alimentaire nécessite la possession de moyens efficaces et spécifiques à chacun d'eux. Il n'est pas dans l'intention de cet ouvrage de se livrer à une description exhaustive et détaillée de ces traitements[4]. Je vous propose cependant d'en examiner avec moi les points essentiels et les principes les plus importants.

| Sensations et émotions alimentaires | Cognitions et émotions induites | Émotions extra-alimentaires |
|---|---|---|
| Expériences des sensations et des émotions alimentaires<br><br>– Faim, satiété<br>– Appétits, rassasiement sensoriel spécifique | Traitement de la restriction cognitive<br><br>1 – Rétablir une relation positive avec les aliments<br>2 – Acceptation de soi (*set-point*) | 1) Psychothérapie comportementale et cognitive, analytique...<br><br>2) Exposition émotionnelle<br>– Pleine conscience<br>– Cohérence cardiaque<br>– ... |

### ➤ *Comment reconnaître ses sensations et émotions alimentaires*

Une sensation ou une émotion ne s'explique pas. Certes, on peut en parler, mais il n'est vraiment d'autre moyen de la découvrir que de l'expérimenter soi-même. Le principe de la reconnaissance sensorielle s'appuie donc sur l'expérimentation personnelle des sensations alimentaires. Il faut pour cela disposer de protocoles alimentaires très précis qui permettent d'éprouver spécifiquement les sensations recherchées. On pourra ainsi faire ressentir la sensation de faim, les appétits spécifiques, le rassasiement sensoriel spécifique ou développer l'apprentissage de la dégustation.

*Prendre le temps de manger.* Manger sans conscience ne permet pas le rassasiement. Manger en fixant un écran de télévision augmente la consommation de 10 à 15 %. Beaucoup plus s'il s'agit d'un écran d'ordinateur. Je dois humblement confesser qu'il m'arrive, comme tout un chacun, de manger en même temps que je travaille sur mon ordinateur. Une petite faim, et hop, je file à la cuisine attraper quelques Finger que je dépose près de mon clavier tandis que je continue à tapoter dessus. Distraitement, les yeux rivés sur mon écran, j'amène machinalement à ma bouche ces délicieux doigts de biscuits enrobés de chocolat que j'engloutis l'un après l'autre sans plus de cérémonie. Mais après quelques instants, ma main s'égare sur le côté, cherche, tâtonne et ne rencontre que le vide. Il n'y a plus rien ! Tout a disparu alors que j'ai le sentiment de n'avoir rien mangé. Je ne suis pas rassasié ! Si je suivais ma première impulsion, il ne me resterait qu'à retourner chercher d'autres gâteaux que je mangerais avec la même distraction et sans plus de rassasiement. Mais j'abandonne mon ordinateur et mange les gâteaux suivants avec cette fois toute l'attention qu'il convient.

**Au bistrot de la gare**

Agnès a acheté deux sandwiches. Elle mange sans grande attention le premier puis s'installe sur un banc en attendant son train et s'envole dans ses pensées. Après quelques minutes dans les nuages, elle se décide à manger son deuxième sandwich. Elle le cherche dans son sac, sous le banc, dans les plis de son manteau… Elle le retrouve finalement dans son estomac où il s'était perdu sans qu'elle s'en rende compte !

De même, manger trop vite, trop gloutonnement, empêche aussi le rassasiement. Pour que les aliments fassent leur effet, il faut au moins leur laisser le temps d'entrer en contact avec les récepteurs de la cavité buccale afin que ceux-ci informent le cerveau qu'une substance a pénétré l'organisme. Nous ne nous nourrissons pas des aliments que nous mangeons, mais des sensations qu'ils nous procurent. Si nous disposions d'un appareil électrique capable de stimuler les mêmes récepteurs que ceux qui sont activés quand nous absorbons du chocolat, nous pourrions mourir de faim tout en étant convaincus de nous être gavés de chocolat. Pour nous nourrir, il faut donc que les aliments fassent un peu mieux que simplement survoler les récepteurs gustatifs. Gober ne nourrit pas.

Mais manger lentement et consciemment sans télévision, ni lecture, ni téléphone, ni activité d'aucune sorte n'est pas si facile et se heurte parfois à d'âpres résistances. Pour certains, manger se révèle si compliqué que le mieux est précisément d'expédier le repas le plus vite possible et surtout sans y penser. « Je ne sais jamais quoi manger. Ce qui me fait envie me fait grossir et ce qui ne fait pas grossir ne m'intéresse pas. De toute façon, quoi que j'avale, je me sens toujours coupable », dit Benjamin. Parfois, la télévision ou la lecture masque un sentiment de solitude et empêche d'éprouver la tristesse de manger seul devant une table déserte. D'autres fois, c'est un sentiment de panique qui peut surgir rappelant des traumatismes passés.

> Pour Cécile, manger en se concentrant sur son repas se révèle un obstacle infranchissable, réveillant de profondes et vieilles douleurs. Lorsqu'elle était enfant, Cécile était battue par son père. Comme souvent, le lieu et le moment des pires humiliations étaient le repas du soir. Quand on lui servait certains plats qu'elle avait en aversion, il arrivait que son père la laisse jusqu'au matin devant son assiette. Parfois son père la battait et la forçait à finir jusqu'à la dernière bouchée. Dans de telles conditions, il arrivait qu'elle vomisse son repas. Son père, sans pitié, l'obligeait à se mettre à quatre pattes et à laper son vomi comme une petite chienne.

Il arrive que la conscience de manger ne soit pas toujours la bienvenue. Il convient donc de tenir compte de ces difficultés avant de poursuivre le travail sur les sensations alimentaires.

Mais le plus souvent, dans les situations habituelles et bien moins dramatiques, pour manger lentement et consciemment, la manière la plus agréable de s'y prendre est l'apprentissage de la dégustation. Il s'agit alors de manger en pleine conscience, dans un environnement aussi propice que possible, en se concentrant sur tous les sens stimulés par la consommation de l'aliment : la vue, l'odorat, la saveur, la chaleur, le toucher, l'ouïe, le piquant, l'astringent... On apprend ainsi à décrire ce que l'on mange puis à porter un jugement en fonction de ses propres références gustatives. On mange comme boivent les œnologues !

**Un environnement propice**

Quand nos enfants étaient tout petits, ma femme et moi avons décidé pendant quelque temps de ne plus manger avec eux. Ce n'est pas qu'ils étaient insupportables, mais disons que ce sont des enfants très vivants. Le fait est que les repas étaient devenus insupportables pour nous. Personnellement, je n'arrivais plus à me concentrer. J'avais le sentiment de ne plus savoir ce que je mangeais, de tout avaler avec un lance-pierres et d'avoir comme un gros poids sur l'estomac. Nous avons fait momentanément table à part, jusqu'à ce que le climat redevienne plus paisible.

On peut ainsi prendre conscience que si le goût de l'aliment ne change pas au cours de sa consommation, le plaisir qu'il procure, lui, va en diminuant. Dans une tablette de chocolat, le premier carré possède le même goût que le dernier. Mais le plaisir qu'il procure est incomparablement supérieur. Comme la première gorgée de bière !

## Comment retrouver la sensation de faim

Nous n'allons pas décrire le travail sur chacune des sensations alimentaires. Mais la sensation de faim est la plus importante de toutes. Sans elle, les autres n'apparaissent pas. On ne se rassasie pas quand on n'a pas faim. Aussi je vous propose d'en faire vous-même, ici, l'expérience. Vous verrez, c'est une expérience édifiante, pour certains une révélation. Manger ses aliments préférés en ayant faim ! Sans angoisse ni culpabilité !

Si, pour la plupart des personnes, la sensation de faim est vécue comme une évidence, pour beaucoup d'autres, elle présente d'importantes difficultés. Certains la confondent avec une envie non motivée par la faim. Certains la redoutent et cherchent à l'éviter. D'autres, tout simplement, affirment ne pas la ressentir. Bien souvent, l'expérience des sensations alimentaires débute par une véritable entreprise de réconciliation avec la faim. Aidez-vous en cela de tout ce que nous avons dit sur la place de la faim dans la satisfaction de nos besoins.

Depuis que le monde est monde et pour tous les êtres vivants, la sensation de faim qui annonce l'obligation de se nourrir pour assurer sa survie est associée à l'incertitude et à l'anxiété de savoir s'il y aura à manger en quantité suffisante. L'homme a toujours eu peur de sa faim. Il l'a toujours considérée comme une sensation inquiétante et compliquée, une douleur au creux du ventre que l'on attend avec impatience et que l'on se hâte de faire taire quand elle apparaît. Comme une petite flamme au fond de soi qu'il faut à la fois entretenir et empêcher de se transformer en incendie.

Or, pour la première fois dans l'histoire de l'humanité, nous pouvons durablement nous réjouir d'avoir faim. Nous sommes bien plus occupés par la difficulté de gérer l'abondance que par les risques de pénurie. Notre regard sur la faim s'est inversé. Alors qu'avant nous, toutes les générations d'hommes la voyaient comme un danger, nous sommes les premiers êtres humains à pouvoir la considérer comme une amie que nous convions à notre table. C'est une révolution historique !

Elle nous est d'autant plus précieuse qu'elle ne vient jamais seule. Avec elle, le plaisir s'invite à table et donne aux aliments toutes leurs saveurs. Pour dire les choses simplement, c'est la faim qui met l'ambiance. Sans elle, le repas est triste, il nous ennuie au point que nous nous demandons ce que nous faisons à table.

Et puis aussi, pour ceux qui s'en préoccupent, quand la faim est là, elle protège notre poids. Elle annule l'effet grossissant des aliments. La faim est une information qui nous signale le déficit énergétique de notre corps. À l'inverse, la prise de poids nous informe que notre corps est en excédent énergétique. Comment serait-il possible de se trouver en même temps en déficit et en excédent ? Il n'est donc pas possible de grossir et d'avoir faim. Autant se faire une raison : soit on est en déficit et on a faim, soit on est en excédent et on grossit.

Provoquer la sensation de faim ne présente pas en soi de grandes difficultés. Voici comment vous procéderez.

Supprimez votre petit déjeuner pendant quatre jours, éventuellement même votre déjeuner. En revanche, vous pouvez conserver votre boisson chaude habituelle. Du moment qu'elle n'apporte pas de calorie. Un thé ou un café, mais pas un chocolat chaud. Si vous travaillez à l'extérieur, prévoyez d'emporter avec vous une collation de votre choix. J'insiste sur ce point : vous pouvez choisir ce que vous voulez ! Aucun aliment ne peut vous faire grossir dès lors que vous avez faim. Pourquoi vous en priver ? Prenez ce qui vous fait envie.

Voilà, vous êtes prêt. Il ne vous reste plus qu'à attendre paisiblement que votre faim survienne. Mais attention, il ne s'agit pas de se tromper. Vous devez être sûr de vous. Pour cela, il suffit de patienter aussi longtemps qu'un doute persiste. En général, on finit par savoir ! Parfois la faim n'arrive que dans l'après-midi. C'est sans importance, vous transformerez votre collation en sandwich ou en goûter si le cœur vous en dit. Supposons que vous décidiez de faire l'expérience avec des croissants, vous en mangerez un, peut-être deux. Mais guère plus. Car après ces deux croissants votre faim aura disparu. Et vous constaterez qu'il est beaucoup plus facile de s'arrêter quand on mange en ayant faim les aliments dont on a envie.

Durant ces quatre jours, je vous recommande de tenir un petit tableau d'observation.

| | Heure d'apparition de la faim | Temps d'attente | Coter la faim sur une échelle de 1 à 10 | Nature de la collation | Heure du repas suivant |
|---|---|---|---|---|---|
| J 1 | | | | | |
| J 2 | | | | | |
| J 3 | | | | | |
| J 4 | | | | | |

La faim se présente sous différents visages, des petits creux ou des faims de loup, avec lesquels il s'agit de faire connaissance. Pour cela, chaque jour, notez l'heure d'apparition de votre faim et le temps que vous avez attendu avant de consommer la collation. Cotez votre faim sur une échelle de 1 à 10 en décrivant les signaux que vous éprouvez. Dans le même temps, décrivez aussi la façon dont vous supportez votre faim. La faim modifie l'humeur. Certaines personnes deviennent irritables ou anxieuses. D'autres se réjouissent de son apparition.

Pour tester les différents effets de la faim, il suffit simplement de faire varier l'attente avant la collation. Dès les premières manifestations pour tester le petit creux. Après une heure, deux heures, six heures, etc., pour les plus grandes faims. Peu importe, nous avons des réserves. Et il s'agit d'une expérience dont l'esprit est de tester tous les niveaux de faim afin d'en avoir une vision globale et de pouvoir ensuite les comparer entre eux. Ne craignez pas d'atteindre même des niveaux de faim inconfortables. Vous saurez au moins jusqu'où il ne faut plus aller.

**Les principaux résultats**

• Grâce à cette expérience, il devient possible à ceux qui n'éprouvent pas la faim ou qui la confondent avec des envies motivées par d'autres besoins de percevoir les signaux corporels qui la caractérisent. Aussi longtemps qu'un doute persiste, il ne faut pas hésiter à persévérer et à attendre le temps nécessaire. La sensation de faim ressentie, sans devenir douloureuse, doit être totalement certaine.

• Après quelques jours de désordre dans les horaires de repas, vous constaterez avec surprise que votre faim se recale spontanément sur les horaires conventionnels des repas. Il suffit d'un peu de patience.

• La peur d'avoir faim est le plus souvent causée par l'interdiction que l'on s'impose de manger entre les repas ou par la crainte de manger des aliments supposés faire grossir ou présentant des risques de pertes de contrôle. La possibilité de consommer à tout moment l'aliment de son choix sachant que la faim annule son effet grossissant confère un grand sentiment de sécurité. Il est fréquent qu'une telle expérience fasse définitivement disparaître la peur d'avoir faim. « J'ai pu constater que ce n'était pas désagréable d'avoir faim et que je n'en étais pas mort », dit Bertrand.

- Souvent la collation est consommée sans éprouver ni culpabilité ni anxiété. À l'issue de l'expérience une amélioration plus globale de la relation avec les aliments se manifeste par une plus grande sérénité. « J'ai surtout constaté que j'avais mangé avec une grande tranquillité et sans me poser de questions », dit Raphaëlle.
- Il est rare dans cette expérience que les aliments soient consommés sur un mode compulsif. Si la personne décide de manger des croissants, elle constate que sa faim disparaît après la consommation d'un ou deux croissants et qu'il lui est assez facile de s'arrêter d'en manger.
- Vous constaterez qu'il est bien plus agréable de manger en ayant faim. Celle-ci se révèle une dimension essentielle du plaisir alimentaire, indépendante du goût de l'aliment.
- Les personnes qui parviennent à respecter leur faim ont l'agréable surprise de voir leur consommation globale d'aliments diminuer. « Curieusement, je mange moins quand j'ai faim », dit Martine. D'une part, elles ne mangent plus quand l'envie n'est pas motivée par leur faim. D'autre part, les consommations motivées par la faim s'accompagnent souvent d'un retour de la sensation de satiété. Il n'y a pas de satiété en absence de la faim.
- En dépit d'horaires de repas provisoirement bousculés, la réapparition des sensations de faim et la place centrale qui leur est accordée s'accompagnent de l'impression rassurante que le comportement alimentaire est à nouveau contrôlé. La faim est perçue comme un élément structurant solide du comportement alimentaire qui renforce la confiance en soi. Une patiente me disait : « Quand on ne se fait pas confiance, il y a quelque chose de rassurant à se dire qu'il existe une chose au fond de soi sur quoi on puisse compter. »

Cette expérience, loin de tout résoudre, s'avère cependant une excellente entrée en matière dans ce travail sur les sensations alimentaires. Il arrive bien souvent qu'elle soit révélatrice de plus grandes difficultés. Et il serait abusif de laisser penser qu'elle se déroule systématiquement sans accros. Toutefois, son déroulement perturbé ne doit jamais être interprété comme un échec. Rappelons qu'il s'agit d'une expérience : son but est de faire avancer la compréhension des phénomènes pour ensuite les faire évoluer. Chaque obstacle qu'elle révèle doit être considéré comme un progrès vers une meilleure compréhension.

Ainsi, il n'est pas rare que certaines personnes passent la journée entière sans éprouver la faim ou encore ne ressentent que les signes de la faim extrême : faiblesse, vertiges, maux de tête, etc. Les signaux les plus précoces sont passés inaperçus. Si vous êtes dans ce cas, je vous recommande de prendre un dîner léger et de renouveler l'expérience le lendemain avec plus d'attention.

D'autres ne perçoivent pas les variations du plaisir en fonction de la faim. Pour elles, manger avec ou sans faim ne présente aucune différence. « Du moment que c'est bon, ça me fait plaisir », dit Agnès. Elles n'ont donc aucune raison d'attendre les désagréments de la faim pour commencer à manger. Alors que normalement le comportement de faim est récompensé par le plaisir, pour elles, c'est le comportement sans faim, celui qui fait grossir, qui est favorisé. Si vous êtes dans ce cas, vous pouvez vous aider d'une autre expérience qui consiste à comparer le plaisir procuré par la consommation d'une part de gâteau, à jeun, avec une faim élevée, avec la consommation d'une autre part du même gâteau après un repas habituel. Les variations du plaisir ne peuvent plus être imputées au goût du gâteau, qui reste identique, mais seulement aux variations de la faim.

Certains aussi sont si déstabilisés par l'idée de manger des aliments interdits, même en présence de la faim, qu'ils se mettent aussitôt à manger compulsivement. Je leur recommande de renouveler l'expérience avec une collation moins anxiogène et de réintroduire progressivement les aliments qui les mettent en difficulté.

Ces comportements anormaux ont presque toujours une explication. Leur compréhension permet de faire progresser le comportement alimentaire. Il faut cependant être conscient que la compréhension et la résolution de certains de ces obstacles peuvent s'avérer longues et difficiles. Notamment chez ceux qui présentent un lourd passé de régimes ou de troubles du comportement alimentaire.

Il faut parfois savoir renoncer à poursuivre le travail sur les sensations alimentaires et se reposer la question de la stratégie thérapeutique. Il peut s'avérer plus opportun de réorienter ses efforts sur l'acceptation de soi ou la gestion des émotions.

### Extrait d'un dialogue avec Marianne

« Il faut que je maigrisse. Je ne peux pas rester comme ça.
[...] Je mange toujours trop. À tous les repas. Je m'en rends compte, mais je ne peux pas l'empêcher.
[...] Quand je mange, j'ai toujours peur de ne pas savoir m'arrêter. Je me sens très tendue. Je n'ai aucune sérénité. Je me demande toujours comment ça va se passer. Et j'espère que je ne mangerai pas trop. J'appréhende les repas. C'est une épreuve à chaque fois.
[...] J'ai envie de carbonara, mais je me dis que si je dépasse ma faim je vais grossir. Alors je préfère manger des choux-fleurs. Ce sera moins grave si j'en mange trop. Mais le problème, c'est qu'avec les choux-fleurs, je ne me rassasie pas. Je suis frustrée.

[…] Quand je mange, je guette le rassasiement. Je me dis qu'il faut absolument que je le trouve et que je le respecte. Mais à la place, j'éprouve comme une sensation de vide, de ne pas savoir où aller. Je n'ai aucun rassasiement. »

Dans le cas de Marianne, il est inutile de s'acharner à travailler sur les sensations alimentaires. Ce qui l'empêche de percevoir son rassasiement, c'est sa peur de grossir. Mieux vaut aborder le sujet et s'orienter sur l'acceptation de soi. Nous reviendrons plus tard sur les sensations alimentaires.

C'est seulement quand la personne aura retrouvé la sensation de faim et sera devenue capable de l'éprouver sans anxiété ni autre difficulté particulière qu'il sera possible de poursuivre le travail sur les autres sensations alimentaires comme l'appétit spécifique ou le rassasiement sensoriel spécifique.

### ➤ *Comment modifier ses cognitions et ses émotions induites par la restriction cognitive*

La restriction cognitive se caractérise par une double préoccupation, alimentaire et corporelle. Son traitement consiste, d'une part, à rétablir une relation positive avec les aliments. Manger sans peur et sans reproche comme le chevalier Bayard, manger sans en faire une obsession et en se laissant conduire pas ses sensations alimentaires, tels semblent être les défis que doivent relever les mangeurs d'aujourd'hui. Et, d'autre part, se réconcilier avec un corps pour le moins source d'insatisfaction et, pour le pire, de grandes souffrances.

*Retrouver une relation positive avec les aliments.* Respecter ses sensations alimentaires ne suffit pas toujours à réconcilier le mangeur avec ses aliments. Encore faut-il qu'il se persuade qu'abandonner le contrôle mental de son comportement alimentaire ne le fera pas grossir.

Lui affirmer que dans les limites de sa faim, il peut sans risque manger des aliments gras et sucrés suffit rarement à le rassurer. Même s'il en est intimement et intellectuellement totalement convaincu. Retrouver une relation positive avec les aliments consiste pour l'essentiel à apporter des preuves tangibles et irréfutables qu'il est possible de ne pas grossir et même de maigrir en mangeant des aliments supposés « grossissants ». Vous pouvez obtenir ce résultat grâce à des expériences qui consistent à remplacer la consommation d'aliments ou de repas réputés « non grossissants » par une consommation équivalente en calories d'aliments réputés « grossissants ».

Nous disposons pour cela de trois expériences se distinguant par leur niveau progressif de difficulté.

**Trois expériences**

• L'expérience la plus simple consiste à remplacer le fruit ou le yaourt habituellement consommé à la fin du repas par une quantité équivalente en calories de fromage bien gras ou de chocolat bien sucré. La substitution est répétée à chaque repas pendant une semaine où vous pourrez comparer l'évolution de votre poids entre le début et la fin de l'expérience.

• Dans l'expérience suivante, on remplace pendant quatre jours le déjeuner par un aliment soigneusement sélectionné. Soit parce qu'il est jugé très grossissant, soit parce que sa consommation est généralement mal contrôlée. Il faut qu'il soit riche en calories, très apprécié et commode à manger à n'importe quel moment de la journée. On décide d'une quantité à ne pas dépasser afin de ne pas s'exposer à une expérience trop angoissante. La consommation de l'aliment se transformerait en compulsion. L'absence d'une telle précaution pourrait vous décourager d'aller plus loin. La quantité doit être inférieure en calorie à celle d'un repas habituel. Vous pouvez par exemple effectuer l'expérience avec 100 ou

150 grammes de chocolat, gâteaux secs, chips, oléagineux, fromage ou charcuterie. Le but est de percevoir, et de respecter, le rassasiement sensoriel spécifique pour cet aliment sans dépasser la quantité déterminée mais sans obligatoirement l'atteindre. Une fois le rassasiement atteint pour cet aliment, si la faim persiste, vous pourrez remanger un peu plus tard un aliment de votre choix, y compris l'aliment sélectionné s'il n'a pas été entièrement consommé lors du déjeuner. Là encore vous devez vous peser pour constater l'effet d'une telle consommation sur votre poids. En principe, le poids doit diminuer ou rester stable.

• La dernière expérience consiste à remplacer le déjeuner par une quantité indéterminée d'un aliment « grossissant ». Vous seul serez juge des quantités consommées en fonction de la perception de votre rassasiement. Le repas pourra se composer par exemple de pâtisserie ou de fromage *à volonté*. Ce qui, bien sûr, ne signifie pas sans limites.

Je ne vous cache pas que ces expériences, notamment les deux dernières, ne peuvent être effectuées sans beaucoup de précautions. Je les ai minutieusement décrites dans *Maigrir sans régime*. Elles ne constituent jamais une première étape et s'adressent plutôt à des mangeurs un peu expérimentés en sensations alimentaires, au moins ceinture marron !

## Les principaux résultats

• Le mangeur s'aperçoit qu'il est capable de s'arrêter de manger. Même ses aliments préférés qu'il ne pensait pouvoir consommer autrement que sans limites.

• Il constate qu'il n'a pas pris de poids. Le plus souvent, il en a même perdu. Ce qui lui paraissait absolument impossible avec des aliments si gras ou si sucrés.

• Il arrive parfois que le poids augmente au cours de cette expérience. Ce résultat peut signifier que la personne se situe au-dessous de son *set-point*, mais, plus souvent, qu'un événement a perturbé le déroulement de l'expérience : le protocole n'a pas été respecté, la personne était dans un état émotionnel qui perturbait le rassasiement, elle ne s'autorisait pas à manger entre les repas, elle mangeait en effectuant d'autres tâches...
• Dans la mesure où le danger de grossir n'est plus constaté et même que la preuve d'une perte de poids est apportée, l'anxiété liée à la consommation des aliments gras et sucrés disparaît. Leur consommation n'est plus considérée comme une faute, la culpabilité disparaît aussi.
• Convaincu qu'on pourra manger les aliments qu'on aime sans crainte d'être rationné ou d'en être privé plus tard, la peur de manquer finit aussi par disparaître.

Naturellement, dans bien des cas, ces expériences se déroulent plus difficilement et mettent en évidence de nouvelles difficultés qu'il faudra résoudre pour continuer à évoluer vers un comportement alimentaire normal. Une fois encore, toutes les difficultés révélées doivent être considérées comme des avancées vers une meilleure compréhension des obstacles qui empêchent le mangeur de se libérer de ses troubles alimentaires.

*Retrouver une relation positive avec son corps.* Bien souvent, les troubles du comportement alimentaire ne sont que la face cachée d'une longue fâcherie avec son corps. On voulait le transformer, le modeler à son goût en se servant des aliments et des régimes. On le martyrisait. Un corps plus mince était la promesse d'une vie réussie, un corps trop gros la raison de tous les échecs. À la longue, ce corps qui n'en fait qu'à sa tête et qui grossit contre tous nos efforts devient l'objet de notre détestation et de toutes nos récriminations. Une réconciliation s'impose.

Mais faire la paix avec son meilleur ennemi n'est pas si simple. Il faut pour cela un désir sincère soutenu par de solides convictions qui ne céderont pas devant tous ceux qui vous conseilleront de livrer une dernière bataille, un ultime régime. Il faut aussi de fidèles alliés pour vous guider tout au long de ce chemin : la conscience du corps, l'acceptation de soi et l'affirmation de soi.

La conscience du corps est un préalable à un comportement alimentaire normal. Car comment répondre à ses besoins énergétiques, nutritionnels ou émotionnels si l'on est incapable de les ressentir ? Certaines personnes, notamment les grands obèses, les anorexiques, les personnes victimes de traumatismes psychologiques, sont à ce point coupées de leurs signaux internes qu'elles ne perçoivent plus les informations produites par leur corps. Elles n'éprouvent ou ne déchiffrent ni leurs sensations ni leurs émotions.

De nombreuses techniques dont le but est de produire des sensations ou des émotions tout en aiguisant la faculté de les percevoir pourront les aider. Ainsi, le travail sur le goût, l'art-thérapie, la relaxation dynamique, les soins du corps, les massages, la psychomotricité, la pleine conscience, l'exposition émotionnelle, etc.

Martine est un jeune médecin de Montpellier qui, comme beaucoup de jeunes mamans, a dû faire face à des moments difficiles quand elle a fondé sa famille. Elle a eu Samantha, alors que ses études n'étaient pas achevées. À peine celle-ci née, Martine dut quitter son univers familier pour suivre Julien muté en Provence. Elle s'est installée comme elle l'a pu dans une nouvelle ville : trouver en urgence un travail, une crèche pour Samantha, se faire de nouveaux amis, constituer un nouveau réseau, etc. Peu à peu, elle a stabilisé la vie de la famille. Elle a même complété sa formation en préparant de

nouveaux diplômes. Tout allait si bien que Julien et Martine ont décidé d'avoir un deuxième enfant. Juste avant le concours de Martine, Julien a obtenu une nouvelle promotion qui s'est traduite par une mutation dans le nord de la France, chez les Ch'tis. Il a fallu tout abandonner, amis, maison, environnement, préparer un déménagement, une autre installation dans une ville austère. Le tout en étant enceinte et en continuant à préparer son concours. Pendant ce temps, Julien était absent, faisant des allers-retours entre son ancien et son nouveau poste. Arrivée dans la nouvelle ville, la famille s'est installée dans une maison triste. Martine n'a pas trouvé de place en crèche, elle ne voyait plus ses amis, dispersés dans tous les coins de France. Martine ne s'est pas rendu compte qu'elle faisait une dépression. Elle luttait comme elle le pouvait pour conserver la tête hors de l'eau. Pour se protéger, elle mangeait et elle se blindait en se fabriquant une carapace qui l'empêchait de souffrir et d'éprouver des émotions douloureuses.
Mais quand nous avons voulu faire le travail sur les sensations alimentaires, nous nous sommes aperçus qu'il lui était impossible de percevoir le rassasiement ou de comprendre ce qui déclenchait ses compulsions. Elle ne ressentait rien. Son corps était vide de toutes sensations et de toutes émotions. Bien sûr, quand elle souffrait, elle s'en rendait bien compte, mais il lui était impossible de localiser les souffrances dans son corps.

L'acceptation de soi se justifie pour deux raisons importantes. La première est que, en fonction d'une prise de poids qui s'est constituée sur un mode hypertrophique ou hyperplasique, tout le monde ne peut pas maigrir. Il faut donc bien se résoudre à vivre le mieux possible avec ce nouveau poids. La seconde est que le déficit d'acceptation s'accompagne d'une peur de grossir source de compulsions. Cette peur fait manger, fait grossir et nourrit d'autant la peur et les compulsions. C'est le cycle de l'image négative du corps !

> Véronique pèse 76 kilos et voudrait revenir à 66 kilos, le poids qu'elle faisait il y a seulement quelques mois. Elle surconsomme sur un mode compulsif et se trouve vraisemblablement au-dessus de son *set-point*. Elle compulse chaque fois qu'elle pense à son poids, à chaque repas, chaque fois qu'elle passe devant un miroir, chaque fois qu'elle choisit des vêtements, etc. « Je n'accepterai jamais ce poids », dit-elle avant de se remettre à manger.
> Tant qu'elle n'accepte pas le fait de peser 76 kilos, ses chances de retrouver un comportement alimentaire normal et de maigrir n'existent pas.

Le concept d'acceptation de soi n'est pas évident. Il ne s'agit pas en fait d'accepter une situation mais davantage une vérité et ses conséquences. Le problème, c'est que la plupart du temps cette vérité ne saute pas aux yeux. Il faut la découvrir. Ainsi, bien souvent, les personnes en surpoids ignorent si elles pourront maigrir ou du moins autant qu'elles le souhaiteraient. Elles ignorent où se situe leur *set-point* et doivent se préparer à toutes les éventualités. Y compris les moins souhaitables. C'est une réalité qu'il faut malheureusement conserver à l'esprit. La perte de poids n'est pas un objectif, c'est un espoir. Je sais, je rabâche !

Pour expliquer le concept d'acceptation, Épictète utilise la métaphore du chien et de la charrette. Un chien est attaché par une longue corde derrière une charrette. Il refuse cette entrave et se débat. Il aboie, se démène, tire sur sa corde, mord tous ceux qui tentent de l'approcher et finit par s'étrangler et épuiser toutes ses forces dans cette lutte sans espoir. Ou alors, il utilise la liberté que lui donne cette longue corde, il se fait une raison et gambade gaiement de part et d'autre de la charrette, en accueillant les caresses des passants qui croisent son chemin. Mais, fait remarquer le stoïcien, que le chien se débatte ou en prenne son parti, de toute façon, il devra suivre la charrette. Finalement, le choix ne consiste pas à suivre ou non la charrette, mais seulement à la suivre en s'étranglant ou en prenant les choses du bon côté.

En somme, pour dire les choses brutalement, on peut être gros et déprimé ou seulement gros. Il y a un moment où les choses peuvent aussi tenir à ce qu'on décide. Comme disait Voltaire : « J'ai décidé d'être heureux parce que c'est meilleur pour ma santé. »

Facile à dire, me direz-vous. Je suis bien d'accord avec vous. Et dans l'adversité, je souhaite moi aussi être capable de cette grande sagesse. Je n'en suis malheureusement pas si sûr.

Alexandra m'informe qu'elle part vivre à l'étranger et qu'elle doit interrompre sa thérapie.
« [...] Ensuite, je vous remercie pour tous les conseils que vous m'avez donnés et qui m'ont permis, je pense, de retrouver un comportement alimentaire "normal" et fonctionnel. Je ne vous cache pas que l'annonce que vous m'avez faite, à savoir que je ne pouvais peut-être plus compter sur une perte de poids, m'a un peu abattue dans un premier temps. Mais je pense qu'elle m'a permis de rebondir et de commencer un travail d'acceptation de cet état de fait ; j'ai renouvelé toute ma garde-robe, ce que je n'avais pas fait depuis plusieurs années, dans l'espoir de maigrir ; j'ai pu regarder des photos sans être affectée par mon image...
J'ai bien compris que l'équilibre du comportement alimentaire était fragile et qu'il fallait rester vigilante pour éviter une prise de poids supplémentaire qui serait irréversible. [...] »

Accepter la vérité, c'est aussi en admettre les conséquences et accepter qu'être gros s'associe parfois à un réel handicap physique ou social.

Médicalement, le surpoids et l'obésité peuvent se traduire par d'importantes complications impossibles à faire disparaître par un amaigrissement. Il faut donc se résoudre à les traiter avec des médicaments et parfois envisager des solutions chirurgicales telles que l'anneau gastrique ou les courts-circuits intestinaux. Mais nous sommes là dans des situations très critiques où il s'agit, entre deux handicaps, de choisir le moindre. La vérité est que quelques kilos de trop n'entraînent généralement qu'une gêne psychologique, parfois d'immenses douleurs. Car la souffrance ne se mesure pas en kilos. Un surpoids modeste ne procure en plus qu'une gêne quotidienne assez minime. Mais une obésité massive change tous les gestes de la vie, expose à d'autres maladies et au regard désapprobateur de la société et dévastateur de soi-même.

Socialement, il n'est pas possible de dissimuler qu'être obèse dans notre société est un réel handicap. Rien ne sert de le cacher. Mais, si la société rejette les gros parce qu'elle est aveuglée par ses stéréotypes, il est nécessaire que les gros eux-mêmes n'y succombent pas et soient convaincus de leur valeur. L'obésité n'est pas une maladie de la volonté. Après avoir supporté leur poids et s'être imposé tous leurs régimes, les gros n'ont plus rien à prouver de ce point de vue. Nous avons largement démontré comment le comportement alimentaire et le poids échappaient au contrôle volontaire et mental. Revenir sur ces explications peut faciliter l'acceptation de soi.

Dire que les chances des gros d'avoir des partenaires amoureux sont les mêmes que celles de tout un chacun serait mentir. Les études montrent malheureusement le contraire. Mais affirmer que les gros sont définitivement exclus d'une vie amoureuse serait tout aussi faux. Je rencontre tous les jours des hommes et des femmes qui nous prouvent le contraire. Pour cela, une vraie réflexion sur la définition et la fonction de la beauté et de la séduction est indispensable. Contrairement aux apparences, nous n'aimons pas nos amis, nos enfants ou nos partenaires parce qu'ils sont beaux ou belles. Nous les trouvons beaux parce que nous les aimons et pour le bien qu'ils nous font[5]. Ce qui n'empêche d'ailleurs pas qu'ils puissent aussi nous faire du mal. Il faut souvent un long travail pour s'en convaincre.

Prendre conscience de son corps, s'accepter tel que l'on est n'est pas encore suffisant. Il faut aussi apprendre à s'affirmer dans une société qui n'aime pas les gros et qui ne se prive pas de le leur faire savoir. Apprendre les règles de la survie en milieu hostile. Pour cela, je vous engage à pratiquer sans retenue l'affirmation de soi. Une fois qu'on s'est accepté, qu'on s'est convaincu « qu'on le valait bien », pas question de jouer les spectateurs et de rester en marge de la société, de sa famille, de son entreprise, de son groupe d'amis... Je vous invite donc à pratiquer des exercices de prise de parole en public, à faire connaître votre point de vue, à faire valoir vos droits, à vous asseoir au milieu d'un rang à la meilleure place et non à rester au bord sur un strapontin pour ne pas déranger les autres, à réclamer haut et fort un vêtement à votre taille dans les magasins, à regarder droit dans les yeux les vendeurs qui ont l'air de vous dire : « Mais ma bonne dame, nous n'avons rien pour vous ici », à marcher au milieu du trottoir et non à raser les murs, à traverser un restaurant en dévisageant les autres convives, à demander que l'on réchauffe un plat parce que la sauce est arrivée froide... Bref, une fois que l'on se respecte, il s'agit aussi de se faire respecter.

Comme vous le voyez, c'est du boulot ! Et ce n'est pas encore fini.

### ➤ *Comment agir sur ses émotions extra-alimentaires*

Le mangeur émotionnel se caractérise par des émotions souvent plus fortes ou plus fréquentes que celles d'autres personnes, il supporte mal l'inconfort ou la souffrance émotionnelle, ce qui le pousse à manger pour les atténuer, et, enfin, manger ne le réconforte pas ou très mal. Il lui faut donc résoudre ces trois difficultés pour retrouver un comportement alimentaire normal. Les bénéfices dépasseront de beaucoup le champ du comportement alimentaire.

*Produire moins d'émotions négatives.* Pour cela, il est bien souvent nécessaire de faire appel au service d'une autre personne, ami, médecin, psychologue. Un regard extérieur améliore le jugement. Quelles que soient les méthodes utilisées en psychothérapie, la finalité reste toujours la même. Il s'agit de moins souffrir ou de modifier des comportements ou des modes relationnels sources de souffrances. Aucune psychothérapie, quelle que soit son inspiration, n'échappe à cette règle. Les patients consultent leur médecin parce qu'ils se plaignent d'éprouver des émotions qui leur font mal : angoisse, tristesse, colère, culpabilité...

J'utilise ce que l'on appelle la thérapie cognitive centrée sur les schémas[6]. Un schéma est une disposition qui prend source dans l'enfance et influence toute notre vie. Il est issu de nos expériences de vie au sein de notre famille, de nos amis, de notre environnement en général. Nous avons été abandonnés, surprotégés, critiqués, mal aimés, victimes d'abus, de rejet ou de privations. Toutes choses qui ont pu entraîner des traumatismes psychologiques et nous ont marqués pour toute notre existence. À la longue, le schéma s'intègre étroitement à notre personnalité et conditionne notre façon de penser, d'agir et de nous comporter avec les autres. De plus, le schéma possède l'étonnante particularité de nous faire sélectionner dans notre environnement les informations qui le valident. Ainsi, si je suis convaincu que tout le monde me trouve nul, comme par hasard je deviens sourd à tous les compliments que l'on peut me faire.

Jeffrey Young décrit la thérapie centrée sur les schémas comme une thérapie comportementale et cognitive classique à laquelle on intègre des techniques psychanalytique et existentielle-humaniste. Cela consiste tout d'abord à identifier

### Des obésités bien utiles

Toutes les obésités ne résultent pas à proprement parler d'une mauvaise gestion des émotions. On peut même considérer que certaines obésités ont une réelle utilité dans le fonctionnement psychique de certains individus. On peut grossir pour ne pas séduire, pour lutter contre la maladie, pour manifester sa colère…

• Marguerite a eu un cancer du sein. Sa maladie et la chimiothérapie l'ont beaucoup fait maigrir. Aujourd'hui elle est guérie et en surpoids. Elle voudrait bien maigrir. Mais, pour elle, maigrir est synonyme de cancer. Tant qu'elle est en surpoids, c'est qu'elle est en bonne santé.

• Élise est terrifiée par les garçons. Elle garde de mauvais souvenirs d'un ami de son grand frère qui lui faisait subir des maltraitances sexuelles. Elle aussi voudrait bien maigrir. Mais chaque fois qu'elle perd quelques kilos, une angoisse l'étreint. Elle s'empresse aussitôt de manger pour regrossir et se mettre à l'abri du regard des garçons.

• Anne se sent incapable d'avoir un enfant. Elle se trouve trop immature et ne veut pas de cette responsabilité. Son mari lui a lancé un ultimatum : « Soit nous avons un enfant, soit nous nous séparons. » Anne donne son accord, mais exige de son mari qu'il lui laisse perdre du poids avant la future grossesse. Tant que je resterai grosse, il me laissera tranquille, se dit-elle.

le schéma qui nous fait souffrir : abandon, dépendance, vulnérabilité, perfectionnisme, exigences élevées, etc. Puis, à tenter d'en retrouver l'origine en se remémorant des expériences passées. On peut utiliser pour cela des techniques d'imagerie mentale au cours desquelles on s'adresse à la personne incriminée pour lui dire notre façon de penser. Une fois le schéma reconnu, on en critique la validité en soupesant les arguments qui le confirme ou qui l'infirme. Young suggère parfois d'écrire aux personnes qui ont contribué à la formation du schéma afin d'extérioriser les émotions bloquées au fond de nous. La plupart du temps, je vous rassure, il ne conseille pas d'envoyer le courrier à ces personnes. D'autant que, parfois, ces personnes ne sont plus en vie. Le but est, peut-être pour la première fois, de pouvoir mettre des mots sur son histoire.

La thérapie se poursuit ensuite par un volet plus comportemental où il s'agit de se confronter dans la réalité à ses schémas pour en démontrer le caractère erroné. Le patient se comporte comme un observateur scientifique qui formule des hypothèses et conçoit des expériences pour en vérifier la validité.

Agnès souffre d'un schéma de perfection. Tout doit être parfait et conforme à l'idée qu'elle se fait de la perfection. Elle est d'une terrible intransigeance avec elle-même et avec autrui. Elle se juge très sévèrement et se voit comme une personne sans valeur qui trompe son monde. Au point qu'elle en vient à mépriser ceux qui lui font des compliments et reconnaissent ses talents. Au mieux ce ne sont que de vils flatteurs, au pire des imbéciles. Elle a toujours tout réussi : ses études ont été particulièrement brillantes, elle était championne de tennis, premier prix du conservatoire en flûte traversière. Mais ses parents, tous deux immigrés italiens issus de milieux très modestes et qui ont fait de la réussite sociale le baromètre de la survie des individus, ne semblaient pas y accorder beaucoup d'importance. Tout cela leur paraissait normal. Quand Agnès avait 20 à ses devoirs, elle était congratulée d'un vague sourire et on lui demandait quelle était la meilleure note derrière elle. Quand elle avait 19, on lui demandait pourquoi elle n'avait pas eu 20. Elle avait beau travailler, elle n'arrivait pas à obtenir la reconnaissance de ses parents. On n'inculque pas le goût de l'effort aux enfants en les gratifiant au moindre résultat un peu satisfaisant. On peut être fier d'eux, mais ça ne doit pas se voir. Une seule règle prévalait : « On peut toujours faire mieux. »

Si bien qu'à force de toujours vouloir faire mieux et mieux que mieux, à force de vouloir être irréprochable en tout et de se trouver suffisante en rien, Agnès en arrivait à faire régulièrement des dépressions et arrêter de travailler, ce qui augmentait encore son sentiment de ne pas être à la hauteur. Elle était toujours en colère contre elle-même, toujours déçue de ne pas atteindre des objectifs qu'elle s'appliquait à copier chaque jour sur des listes interminables. Et finalement, elle en était venue à ne plus rien oser entreprendre de peur de mal faire ou de ne pas réussir. L'échec étant la chose au monde qui lui inspirait ses plus grandes angoisses.

Notamment, Agnès était paralysée par l'idée de commettre une erreur dans son travail. Elle dirigeait un service de traitement de la paie dans une moyenne entreprise et chaque mois, au moment d'établir les fiches de paie, elle avait de terribles migraines et des éruptions cutanées qui s'étendaient sur la moitié de son corps.

Nous avons longuement travaillé sur ce schéma qui avait pris la forme d'une sentence : « Si je ne suis pas absolument parfaite, on ne me fera plus confiance et je serai rejetée. » Agnès comprenait bien comment le schéma s'était implanté dans son esprit. Elle comprenait même que ses parents avaient été des êtres aimants convaincus d'avoir agi pour le mieux et qui seraient aujourd'hui terrifiés d'apprendre les conséquences de l'éducation qu'ils avaient donnée à leur fille. Elle leur avait même pardonné de ne pas avoir été des parents parfaits. Pourtant, malgré cette prise de conscience, rien ne changeait.

Nous avons donc élaboré un véritable plan d'expérimentation dans le but de lui démontrer que même les gens imparfaits avaient des amis, et que commettre une erreur n'était pas immédiatement sanctionné par le bannissement à vie. Nous avons commencé l'opération « imparfaite mais heureuse ». Selon Agnès, toute imperfection devait obligatoirement se

solder par une réaction de rejet de la part des autres. Nous avons donc inventé toutes sortes d'imperfections et constaté les conséquences comme deux scientifiques qui élaborent des expériences et notent consciencieusement les résultats.
Le résultat fut qu'Agnès ne perdit pas ses amis, que ses collègues ne lui en voulurent pas de ses imperfections et que progressivement elle apprit à se considérer comme une personne valable, capable de faire face sans angoisse à ses défaillances de mère, d'épouse, d'amie, de professionnelle...

*Apprendre à supporter ses émotions négatives.* Comme nous l'avons souligné, ce ne sont pas nos émotions qui nous font manger, mais plutôt le fait de ne pas les supporter. Nous mangeons pour les atténuer ou les faire disparaître afin de soulager la souffrance qu'elles nous occasionnent.

Or toutes nos émotions ne sont pas consécutives à des schémas cognitifs dysfonctionnels. Si bien que même en travaillant d'arrache-pied sur tous nos schémas, nous ne pourrions faire disparaître ces manifestations de notre corps qui sont aussi normales que le sont les battements de notre cœur. Il sera toujours normal d'éprouver de la tristesse après la perte d'un être cher, de l'inquiétude en anticipant une mauvaise nouvelle ou de la colère pour faire respecter des droits qui auraient été bafoués.

Or, qu'il s'agisse d'émotions issues de schémas dysfonctionnels ou parfaitement adaptés, le résultat est le même. Si on ne les supporte pas, elles font manger. C'est d'ailleurs la raison pour laquelle bien des psychothérapies peuvent apporter de grands bénéfices psychologiques sans pour autant parvenir à modifier ce mode de fonctionnement. De nombreuses personnes ont déjà entrepris un travail psychothérapeutique, parfois avec plusieurs praticiens, s'inspirant de courants différents, et admettent que cela a profondément transformé leur vie sans pour cela avoir obtenu d'amélioration de leur comportement alimentaire. Elles continuent à manger quand elles vont mal et parfois sans comprendre ce qui les fait manger.

Il existe pourtant aujourd'hui des moyens de renforcer la tolérance aux émotions[7]. Ils reposent généralement sur des techniques d'exposition émotionnelle dont voici quelques principes généraux.

Dans un premier temps, cela consiste à acquérir quelques techniques de contrôle respiratoire afin de mieux maîtriser sa fréquence cardiaque et respiratoire qui a tendance à s'emballer en présence d'une émotion négative et contribue à la renforcer. Fixer son attention sur sa respiration permet aussi de lâcher temporairement ses pensées douloureuses. Ce qui fera toujours quelques vacances. Dans un second temps, on apprend à repérer les manifestations corporelles des émotions en réalisant un *scanner du corps*. Il s'agit pour cela de fermer les yeux et de visualiser méthodiquement toutes les parties de son corps en s'arrêtant sur chaque endroit, siège d'une tension, d'une douleur, d'une courbature... On se contente alors de simplement constater ces manifestations en maintenant doucement sur elles son attention durant quelques instants, tout en respirant tranquillement et sans faire plus d'effort. On prêtera une attention particulière aux zones habituellement malmenées par les émotions : la gorge, la poitrine, le plexus, le ventre, les mâchoires, les épaules... L'intention n'est pas de les faire disparaître. Mais au contraire de les laisser s'intensifier tout en conservant son calme. Pour constater qu'on est capable de les supporter. « On peut supporter la douleur », disait Épicure.

Après avoir fait l'acquisition de ces quelques techniques, on peut évoquer par l'imagerie mentale les situations chargées émotionnellement qui ont pu ou auraient pu déclencher des compulsions. Grossièrement, je dirais que le principe de l'exposition consiste à apprendre à souffrir dans le calme. En quelque sorte, une version plus humaine de « souffre et tais-toi » qui deviendrait plutôt « souffre mais reste calme ».

Leslie travaille dans le même bureau qu'une collègue qui la terrorise. Dernièrement, devant lui passer une communication, elle s'est rendu compte que sa main tremblait et que sa langue, collée à son palais, l'empêchait d'exprimer le moindre son. Elle restait figée devant sa collègue, comme paralysée, le combiné tendu vers elle, incapable de prononcer un mot. Jusqu'à la pause de midi, elle a gardé le silence tout en refrénant une furieuse envie de manger pour soulager son angoisse. Ce jour-là, nous avions rendez-vous ensemble à l'heure du déjeuner.

Comme Leslie se sentait incapable de retourner affronter sa collègue, nous avons donc décidé de travailler sur cette situation. Leslie s'est remémoré la situation et la peur a aussitôt réapparu avec son cortège de manifestations : mal au ventre, gorge serrée, barre dans la poitrine, agitation, doigts tordus, chaleur dans le visage... Que du bonheur, quoi ! Mais plutôt que de laisser Leslie s'échapper dans des pensées plus rassurantes, je lui ai demandé de maintenir son attention sur les symptômes physiques de sa peur et de leur laisser prendre au contraire toute l'ampleur possible sans chercher à les atténuer afin qu'elle prenne bien conscience de la douleur qu'elle pouvait elle-même s'infliger. Par la pensée, Leslie suivait le trajet de ses douleurs. Chaque fois, elle maintenait son attention dessus tout en essayant de retrouver une respiration la plus paisible possible. Parfois, des pensées ou des images venaient occuper son esprit. Elle se revoyait martyrisée par sa collègue et se trouvait nulle d'accepter ces humiliations. Quelquefois, c'était des images de nourriture qui venaient à son esprit. De la même façon, sans porter de jugement, je lui demandai de maintenir son attention sur ces pensées en s'efforçant de conserver une respiration tranquille. Rapidement, les émotions ont changé de tonalité. De la peur, Leslie est passée à la colère. Tout d'abord contre elle, puis contre sa collègue. Progressivement, les manifestations se sont estompées et sont devenues plus tolérables. L'envie de manger a disparu. Et tout en éprouvant encore l'inconfort de ses émotions, Leslie a retrouvé son calme. Ses pensées sont devenues plus ordonnées. Certes, la situation n'était pas agréable mais elle était devenue supportable et n'entraînait plus une furieuse envie de manger. De plus, Leslie se sentait désormais capable d'affronter sa collègue et de se faire respecter. Elle était maintenant plus en colère qu'effrayée.

*Apprendre à se réconforter en mangeant.* Supposons que nous ayons fait disparaître tous les schémas dysfonctionnels et que nous soyons devenus capables de supporter sans broncher la plupart de nos émotions. Rappelons que l'une des fonctions naturelles du comportement alimentaire est aussi de maintenir l'équilibre émotionnel. Il est normal, chez la plupart des êtres vivants, d'avoir la tentation de manger pour se faire du bien à l'âme. Ce qui n'est généralement pas un problème, sauf lorsque cela devient le moyen exclusif de faire face à ses émotions. Surtout lorsque cela ne fonctionne pas. C'est-à-dire que le réconfort attendu ne se produit pas et que l'acte alimentaire se transforme en compulsion, source de nouvelles émotions négatives. Il est donc important, quand on mange pour se réconforter, de savoir comment s'y prendre.

**Pour manger sans complexes de ses aliments préférés**

Tout d'abord, il est préférable de savoir pourquoi on mange. Ce n'est pas la faim qui nous motive mais un état de tension qu'il faut pouvoir nommer : tristesse, anxiété, colère, fatigue, découragement… Et si possible l'attribuer à la situation qui l'a provoqué. Au passage, sait-on jamais, une solution pourrait apparaître !

Prendre la décision de manger pour se réconforter. Dans ce monde de brutes, quand tout vous abandonne, on sait qu'on peut au moins compter sur le chocolat ou le reblochon.

Assumer sa décision sans culpabilité ni anxiété. On ne se fait pas de reproches et on ne se dit pas que l'on va devenir énorme. Il faut donc se souvenir que la fonction de manger n'est pas uniquement destinée à nous garder minces, mais aussi à assurer notre équilibre émotionnel. Et il faut aussi se souvenir qu'il existe une régulation qui saura bien nous rappeler à l'ordre. Si la faim n'y est pas, on sautera sans complexe le dîner ou on consommera des mets plus légers. Le poids y trouve son compte et on soulage ainsi nos bleus à l'âme.

Au terme de ce parcours, je voudrais conclure ces quelques préconisations sur une note réconfortante. Si nous voulons sortir de l'empire du contrôle mental, il ne faudrait pas non plus verser dans une autre forme d'hypercontrôle. C'est pourquoi je voudrais évoquer ce que mon confrère Gérard Apfeldorfer appelle le « bricolage des besoins ». Chercher à être davantage et mieux à l'écoute de ses sensations et donc de ses besoins, ce n'est pas viser un comportement « idéal » qui, à chaque instant, satisferait la totalité des besoins.

Heureusement, notre corps fait que nous fonctionnons tout autrement, avec une très grande souplesse. Si nous dépassons nos besoins énergétiques à l'occasion d'une fête entre amis, nous avons moins faim le jour suivant. Si nous avons besoin d'un peu de réconfort et que nous nous consolons avec un bon gâteau, nous avons moins faim au dîner et nous sommes attirés par des aliments présentant d'autres qualités nutritionnelles. Si nous sautons un repas parce que nous sommes trop occupés à travailler ou à nous amuser, nous ne mangeons le soir qu'avec plus d'appétit. Si nous ne disposons pas de l'aliment qui correspond à nos envies spécifiques, nous le trouvons à un autre moment. Nous savons vivre sur nos réserves en attendant. En fait, nous bricolons nos besoins. Certaines fois, nous sommes plus attachés à satisfaire nos besoins émotionnels ; d'autres fois, ce sont nos besoins nutritionnels ou énergétiques qui nous occupent. Ou bien nous sommes occupés à fabriquer du lien social. Le lendemain, nous rebricolons tout cela dans un autre sens. Nous créons perpétuellement des déséquilibres dont la somme, au bout du compte, finit par aboutir à un équilibre assez satisfaisant.

Ainsi, il ne faudrait surtout pas voir le comportement normal comme un comportement sans excès. Les mangeurs les mieux contrôlés commettent régulièrement et souvent des excès de nourriture : quand ils font la fête, quand l'aliment est particulièrement appréciable ou même parfois quand ils ont un coup de cafard. Ces excès n'ont aucune incidence sur leur poids ou leur santé, dans la mesure où ils sont rapidement compensés par leurs processus de régulation. C'est si vrai qu'ils ne maigriraient pas s'ils les supprimaient. Car, en faisant disparaître les excès, ils escamoteraient du même coup les compensations.

Il faut au contraire se féliciter de la valeur adaptative de ces excès qui permettent de composer avec les circonstances particulières de la vie : convivialité, tension psychologique, etc.

Sans eux, nous ne pourrions vivre avec les autres, ni nous réconforter. Sans eux, nous conserverions notre poids, mais nous perturberions rapidement notre équilibre social et psychologique. Et nous risquerions tout simplement la dépression nerveuse !

C'est ce libre jeu des excès et des consommations, au gré de nos contraintes et de nos humeurs, qu'il nous faut justement redécouvrir ou entretenir.

# Conclusion

« Cher Docteur Zermati,

« Cette lettre, je l'ai écrite bien des fois en pensée. Peut-être les résolutions de début d'année me poussent-elles aujourd'hui à coucher sur le papier ce que je souhaite vous dire depuis plusieurs années déjà.

« J'ai été votre patiente en 2003, il me semble. Je crois me souvenir que vous m'avez suivie une petite année. Dans ma vie, il y a clairement un avant et un après cette période.

« Je suis venue consulter la mort dans l'âme et le corps meurtri par de gros problèmes de comportement alimentaire qui, sans aide, auraient certainement eu raison de moi.

« Je n'ai pas perdu de poids sur la balance durant ce suivi mais, à l'issue de cette thérapie, il me semblait pourtant être bien plus légère qu'aucun régime ne m'eût permis de l'être. Je me suis libérée d'une tonne d'angoisses, de maux de l'âme, de fausses idées qui embrumaient mes yeux, mon cœur, ma tête.

« Je me suis ainsi éveillée à la réalité du rapport à soi. Vous m'avez fait lire des philosophes afin d'appréhender une autre conception du bonheur. Vous m'avez fait faire face à moi-même, me réconcilier avec ce corps et son contenu. Vous m'avez ouvert les yeux sur ce qui est essentiel dans une vie, chez un être, sur ce qui est possible.

« J'ai la nette sensation, partagée par mes proches, qu'alors j'ai pu commencer à profiter de la vie. Aujourd'hui, je suis toujours aussi épanouie. C'est sans fausse modestie ni vantardise que je peux affirmer que je suis une personne appréciée, dans le privé ou professionnellement ; on me décrit comme “solaire”, “fine”, “dynamique”, “gentille”, “philosophe”. On me trouve même “séduisante”.

« Concernant mon comportement alimentaire, je pense pouvoir dire que, cinq ans après, il est des plus sains puisque les “fantômes de la bouffe” qui me hantaient ont disparu. Je ne me prive plus de rien et n'ai jamais plus fait de crise d'hyperphagie. Lorsque je me sens moins en forme, je me concentre sur mes sensations de faim. Je suis à l'écoute de mon corps, que je n'ai jamais autant compris qu'aujourd'hui. Durant ces cinq dernières années, j'ai eu deux enfants, n'ai jamais fait de régime (malgré la pression de certains médecins durant mes grossesses) et j'ai perdu 15 kilos.

« Mon poids actuel me permet de m'habiller en coquette même si ce n'est pas une taille mannequin (taille 40). Mais je peux manger et y trouver du plaisir sans me “prendre la tête”. Cela fait deux ans que ce poids n'a pas varié. Je pense donc que c'est mon poids d'équilibre.

« Cette lettre, c'est un énorme merci.

« C'est aussi pour vous soutenir dans vos travaux et votre acharnement à prouver que notre société est dans le faux concernant l'alimentation et le rapport à la nourriture. Vos théories sont bonnes, elles fonctionnent, et je pense illustrer ce fait. En dispensant votre savoir à ce sujet, vous avez changé une vie au moins : la mienne.

« Le plus sincèrement du monde [...]. »

# Notes

## CHAPITRE PREMIER
## Pourquoi ça ne peut plus durer

1. Stunkard A. J., McLaren-Hume M., « The results of treatment for obesity », *Archives of Internal Medicine*, 1959, 103, p. 79-85.

2. Anderson J. W., Konz E. C., Frederich R. C., Wood C. L., « Long-term weight-loss maintenance : A meta-analysis of US studies », *Am. J. Clin. Nutr.*, 2001, 74, p. 579-584. Dans une évaluation de vingt-neuf programmes amaigrissants, J. W. Anderson a montré que la perte de poids au bout de cinq ans n'était que de 3 kilos en moyenne pour des personnes dont le poids moyen de départ était de 100 kilos.

3. Phelan S., Hill J. O., Dibello J. R., Wing R. R., « Recovery from relapse among successfull weight mainteners », *Am. J. Clin. Nutr.*, 2003, 78, p. 1079-1084. Selon une étude sur 2 400 sujets, 94 % des « *successfull losers* » (ayant stabilisé leur perte de poids pendant un an en moyenne, 13,6 kilos) ont repris leur poids après deux ans.

4. Polivy J., Herman C. P., « Dieting and its relation to eating disorders », *in Eating Disorders and Obesity*, Brownell K. D. et Fairburn C. G. (éds), Guilford Press, 1995, p. 83-86 ; Polivy J., « Psychological consequences of food restriction », *J. of American Diet. Ass.*, 1996, 96, 6, p. 589-592 ; Striegel-Moore R. H., Silberstein L. R., Rodin J., « Toward an understanding of risk factors for bulimia », *Am. Psychol.*, 1986, 41, p. 246-263 ; Wooley S. C., Garner D. M., « Obesity treatment : The high cost of false hope », *J. of Am. Diet. Ass.*, 1991, 91, 10, p. 1248-1251 ; Rodin J., *Body Traps*, Morrow, 1992 ; Hartley V. P., « Does health education promote eating disorders ? », *Europ. Eating Disorders Rev.*, 1996, 4, p. 3-11 ; Campos P., Saguy A., Ernsberger P., Oliver E., Gaesser G., « The epidemiology of overweight and obesity : Public health crisis or moral panic ? », *Intern. J. Epidemiology*, 2006, 35, p. 55-60

5. La santé vient en mangeant, INPES, 2002. Recommandations validées par le comité d'experts spécialisés « Nutrition humaine » de l'Afssa et par la Direction générale de la Santé.

6. Recommandations pour le diagnostic, la prévention et le traitement de l'obésité, Association française d'études et de recherches sur l'obésité,

Association de langue française pour l'étude du diabète et des maladies métaboliques, Société de nutrition et de diététique de langue française, Masson, vol. 24, 1998.

7. Zermati J.-P., *La Fin des régimes*, Hachette, 1998 ; Zermati J.-P., *Maigrir sans régime*, Odile Jacob, 2002.

8. Les instigateurs du programme de santé publique recommandent aux mangeurs de se fier à leur faim pour déterminer eux-mêmes les quantités de nourriture dont ils ont besoin. Mais pour ce qui est du choix des aliments, ils leur recommandent de se fier à l'avis des experts.

## CHAPITRE 2
## Comment le comportement alimentaire est-il contrôlé ?

1. Spinoza B., *Éthique*, III, proposition VI.

2. Vincent J.-D., *Biologie des passions*, Odile Jacob, 1986.

3. Damasio A., *Spinoza avait raison*, Odile Jacob, 2003.

4. Bellisle F., *Le Comportement alimentaire humain. Approche scientifique*, Institut Danone, 1999.

5. Sims E.A., Danforth E. Jr, Horton E. S. *et al.*, « Endocrine and metabolic effects of experimental obesity in man, recent progress of experimental obesity in men », *Recent Progress in Hormone Research*, 1973, n° 29, p. 457-496.

6. Lestradet H., Dartois A.-M., « L'alimentation spontanée de l'enfant », *Cahier de nutrition et de diététique*, XXVII, 1, 1992.

7. Fantino M., « Contrôle physiologique de la prise alimentaire », *in Traité de nutrition clinique de l'adulte*, Basdevant A., Laville M., Lerebours E., Flammarion, 2001.

8. Les passages sur la régulation du milieu intérieur ont été réalisés à partir de l'ouvrage de Calvino B., *Introduction à la physiologie. Cybernétique et régulation*, Belin Sup, 2003.

9. Il est admis aujourd'hui que la leptine n'est pas le seul messager du système de régulation. Les chercheurs pensent qu'elle est aidée dans sa tâche par d'autres médiateurs dont les effets s'exercent de manière complémentaire ou parfois redondante, sans doute afin de réduire les risques de dysfonctionnement et multiplier les systèmes de sécurité. Beaucoup sont encore inconnus à ce jour, mais leur existence est plus que soupçonnée.

10. La concentration de leptine module à long terme l'ingestion alimentaire en influençant les sensations de faim. Mais elle ne constitue pas un signal de déclenchement ou d'arrêt du repas.

11. Campfield L. A., Smith F. J., Guisez J. *et al.*, « Recombinant mouse on protein : Evidence of peripheral signal linking adiposity and central neural network », *Science*, 1995, 269, p. 546-549 ; Halaas L. J., Gajiwal K., Maffei M.

*et al.*, « Weight-reducing effects of plasma protein encoded by the obese gene », *Science*, 1995, 269, p. 543-546.

12. Denton D., *Les Émotions primordiales et l'éveil de la conscience*, Flammarion, 2005.

13. Richter C. P., « Increased salt appetite in adrenalectomized rats », *Am. J. Physiol.*, 1936, 115, p. 155-161.

14. Un peu comme dans *Savoir manger*, le livre de Jean-Michel Cohen et Patrick Sérog, Flammarion, 2006. Sauf que pour la mise à jour des données il faut attendre la prochaine édition.

15. De même que le creux à l'estomac nous signale nos besoins énergétiques, nous pourrions imaginer que le tremblement d'une oreille pourrait traduire un besoin en fer ou que le remuement d'un orteil nous signalerait un besoin en calcium. La prise de conscience de ces signaux corporels serait à l'origine de notre motivation (appétit spécifique) à consommer des aliments riches en fer ou en calcium.

16. Seulement pour les personnes les moins sensibles !

17. LeDoux J., *Le Cerveau des émotions*, Odile Jacob, 2005.

18. Il est plus fréquent de parler d'émotions positives ou négatives. Mais il est plus juste de les désigner par le terme d'agréable ou de désagréable. Une émotion désagréable, comme la peur, peut se révéler extrêmement positive, si elle permet de survivre à un danger.

19. « Émotion » vient de *emovere* qui signifie « mouvoir au-delà ».

20. Damasio A., *Spinoza avait raison*, *op. cit.*

21. André C., Lelord F., *La Force des émotions*, Odile Jacob, 2001.

22. Match M., « The pleasure of eating : A qualitative analysis », *Journal of Hapiness Studies*, 2005, 6, p. 137-160.

23. Les lecteurs intéressés pourront trouver sur ce sujet un très bon article de vulgarisation paru sous le titre « Nourriture émotionnelle » et écrit par Michael Macht pour la revue *Cerveau & Psycho*, novembre-décembre 2007, n° 24.

## Pour en savoir plus

1. Louis-Sylvestre J., Le Magnen J., « Fall in bloodglucose level precedes meal onset in free-feeding rats », *Neurosci. Biobehav.*, 1980, 4, p. 13-15.

2. Orsini J.-C., *Neurobiologie du comportement alimentaire*, Gordon Breach Science Publisher, 2003.

3. Le Magnen J., Tallon S., « La périodicité spontanée de la prise alimentaire *ad libitum* du rat blanc », *J. Physiol.*, 1966, 58, p. 323-349.

4. Booth D. A., « How nutritional effects of food can influence people's dietary choices », *The Psychobiology of Human Food Selection*, 1982, 4, p. 67-84.

5. La notion de « bon repas » est très personnelle, notamment chez les physiologistes.

6. Cabanac M., « Sensory pleasure », *Rev. Biol.*, 1979, 54, p. 1-29.

7. Normalement, la simple évocation d'une tranche de foie gras après un repas déjà très copieux pourrait suffire à provoquer des nausées chez un grand nombre de mangeurs.

8. Holley A., *Le Cerveau gourmand*, Odile Jacob, 2006.

9. Louis-Sylvestre J., *Besoins spécifiques et émotions inconscientes*, communication lors des 2e rencontres du GROS, 25-27 novembre 2004.

10. Harris L. J., Hargreaves F., Ward A., « Appetite and choice of diet. The ability of the vitamin B deficient rat to discriminate between diets containing and lacking the vitamin », *Proc. Roy. Soc.*, 1933, série B, vol. 113, p. 161-190.

11. Denton D., *Les Émotions primordiales ou l'éveil de la conscience*, Flammarion, 2005.

12. Breslin P. A., Davidson T. L., Grill H. J., « Conditionned reversal of reactions to normally avoided tastes », *Physiology & Behavior*, 1990, 47, p. 535-538.

13. Leblanc J.-C., « Influence de l'environnement sur le comportement alimentaire de groupes particuliers de consommateurs. Études de l'équilibre nutritionnel et sanitaire des ingesta », thèse sous la direction de Louis-Sylvestre J., 2001.

14. Rozin P., « Specific aversions as a component of specific hunger », *Journal of Comparative and Psychological Psychology*, 1967, 64, p. 237-242 ; Rozin P., Kalat J. W., « Specific hungers and poison avoidance as adaptative specializations of learning », *Psychological Reviews*, 1971, 78, p. 459-486.

15. Chapelot D., Louis-Sylvestre J., « Faim, appétit, rassasiement, satiété », *Revue de nutrition pratique*, 1997.

16. Cette notion n'est pas récente. Elle figure déjà dans l'*Éthique* de Spinoza en 1677 : « Il est donc établi pour tout ce qui précède que nous ne faisons effort vers aucune chose, que nous ne la voulons pas et ne tendons pas vers elle par appétit ou désir parce que nous la jugeons bonne : nous jugeons qu'une chose est bonne parce que nous faisons effort vers elle, que nous la voulons et tendons vers elle par appétit ou désir. »

## CHAPITRE 3
## Ce qui nous fait grossir, ce qui nous empêche de maigrir

1. L'IMC se calcule en divisant le poids mesuré en kilos par la taille mesurée en mètre et élevée au carré : $P/T^2$.

2. En réalité, il s'agit plutôt des assurances. Ce sont elles qui ont déterminé le poids à partir duquel il n'était plus intéressant ou rentable d'assurer leurs clients. Sauf à leur faire payer une surprime.

3. Guy-Grand B., « Graisses alimentaires et prises de poids. Du quantitatif au qualitatif », *Cah. nutr. diét.*, 2007, 42, p. 3.

4. Lecerf J.-M., « Stress et prise de poids », *Obésité*, 2008, vol. 3, n° 3.

5. Delzenne N.-M., Cani P.-D., « La flore intestinale : outsider imprévu », *Obésité*, 2008, vol. 3, n° 3.

6. Garaulet M., Pérez-Llamas F., Pérez-Ayala M., « Site-specific differences in the fatty acid composition of abdominal adipose tissue in an obese population from a Mediterranean area : Relation with dietary fatty acids, plasma lipid profil, serum insulin and central obesity », *Am. J. Nutr.*, 2001, 74, p. 585-591.

7. Skrabanek P., *Idées folles, idées fausses en médecine*, Odile Jacob, 1992.

8. Masson E., « Le mincir, le grossir, le rester mince », *in Corps de femmes sous influence*, Hubert A. (dir.), *Les Cahiers de l'OCHA*, n° 10, 2004.

9. Marie-Odile Monneuse, chercheur au CNRS, a étudié la perception du poids chez les jeunes Français de 20 ans. Ces résultats ont été comparés avec ceux de 21 autres pays européens. Leur corpulence figurait parmi les plus faibles de tous les pays. Alors que 1,8 % et 0,3 % étaient respectivement en surpoids ou obèses, 30 % se voyaient trop gros et essayaient de maigrir. Monneuse M.-O., Bellisle F., Koppert G. J. A., « Eating habits, food and health related attitudes and beliefs reported by French students ? », *Eur. J. Clin. Nutr.*, 1997, 51, p. 46-53.

10. Hill A. J., Oliver S. et Rogers P.J., « Eating in the adult world : The rise of dieting in childhood and adolescence », *British Journal of Clinical Psychology*, 1992, 31, p. 95-105.

11. Ledoux S., Choquet M., *Les 11-20 ans et leur santé. Les Troubles du comportement alimentaire*, La Documentation française/Inserm, 1991.

12. Zermati J.-P., *La Fin des régimes*, *op. cit.*

13. 18 est la corpulence minimum autorisée par les autorités espagnoles pour pouvoir défiler, après le décès tragique de deux mannequins anorexiques.

14. Health Behaviour in School-Aged Children (Hbsc).

15. Bergeret J., « Les conduites addictives. Approches clinique et thérapeutique », *in Les Nouvelles Addictions*, Venisse J.-L. (dir.), Masson, Paris, 1991.

16. Stearns P. N., « Plus de Françaises minces, plus d'Américaines obèses : pourquoi ? », *in Corps de femmes sous influence*, *op. cit.*

17. Fischler C., Masson E., *Manger. Français, Européens et Américains face à l'alimentation*, Odile Jacob, 2008.

18. « Activité physique. Contextes et effets sur la santé », *Expertise collective. Synthèse et recommandations*, éditions Inserm, 2008.

19. Fischler C., Masson E., *Manger. Français, Européens et Américains face à l'alimentation*, *op. cit.*

20. Épictète, *Ce qui dépend de nous*, Arléa, 1995.

## CHAPITRE 4
## Manger à l'insu de son plein gré

1. Berthoz A., *La Décision*, Odile Jacob, 2003.

2. Lire à ce propos les ouvrages de Claude Fischler et de Jean-Pierre Poulain.

3. On peut faire remarquer que cette soumission du physiologique au social pourrait constituer une bonne définition de l'éducation alimentaire.

4. Apfeldorfer G., Zermati J.-P., *Dictature des régimes. Attention !*, Odile Jacob, 2006.

5. Le lecteur du guide du PNNS est invité « à mener une réflexion sur sa façon de manger qui sera, par définition, cognitive [faisant appel] aux connaissances scientifiques et à la raison ». « La connaissance au service du libre arbitre. La santé vient en mangeant », publication de l'INPS destinée aux professionnels de santé.

6. En 1959, Jacques Le Magnen montrait que la suppression d'un repas chez le rat entraînait en quelques jours une compensation lors du repas précédent. Ce phénomène, appelé appétit prévisionnel, démontrait que l'animal savait prévoir et augmenter la quantité de nourriture qu'il lui fallait ingérer pour ne pas avoir faim jusqu'au repas suivant.

7. Hermann C. P., Mack D. « Restrained and unrestrained eating », *J. Pers.*, 1975, 43, p. 647-660.

8. Fischler C., *L'Homnivore*, Odile Jacob, 1990.

9. Apfeldorfer G., Zermati J.-P., *Dictature des régimes. Attention !, op. cit.*

10. Rozin P., « La magie sympathique », *in Manger magique*, Autrement, série « Mutations. Mangeurs », 1994.

## Réflexions d'étape

1. Épicure, *La Lettre à Ménécée*, Hatier, « Classiques & Cie », 2007.

2. Stier E., *Science*, 2008, 17 octobre, p. 449.

## CHAPITRE 5
## Le mangeur rationnel

1. Herman C. P., Polivy J., « Anxiety, restraint and eating behavior », *J. of Abnormal Psychol.*, 1975, vol. 84, n° 6, p. 666-672.

2. Zermati J.-P., Apfeldorfer G., « Clinical description of cognitive restraint and its practical consequences », *in Trends in Obesity Research*, Peter R. Ling (éd.), Nova Biomedical Books, 2004.

3. Chapelot D., « Comportement restreint », *in Les Comportements alimentaires*, Chapelot D., Louis-Sylvestre J., Éditions Tec & Doc, Lavoisier, 2004.

4. Zermati J.-P., *Maigrir sans régime, op. cit.*

5. Ces changements de position nous rappellent seulement qu'une relation statistique entre deux phénomènes ne prouve en rien qu'il existe entre eux un lien de cause à effet.

6. Les exemples sont tirés du chapitre « Alimentation », *in Médecine de l'obésité*, Basdevant A., Guy-Grand B., Flammarion Médecine, 2004.

7. *Ibid.*

8. *Ibid.*

9. Ascher F., *Le Mangeur hypermoderne*, Odile Jacob, 2005.

10. Zermati J.-P., « Une approche psychosensorielle de l'obésité et des troubles du comportement alimentaire », *J. thérapie comportementale et cognitive*, 2000, 10, 4, p. 124-128.

11. Selon un sondage Ipsos, réalisé en 2007 pour l'association Agriconfiance, les risques liés à l'alimentation arrivent en troisième position des préoccupations des Français, derrière les risques liés à la pollution de l'air et de l'eau et ceux liés à l'insécurité et à la délinquance. 52 % des Français se déclarent aujourd'hui inquiets quant aux effets possibles des aliments sur leur santé.

12. Heatherton T. F., Baumeister R. F., « Binge eating as escape from self-awareness », *Psychol. Bulletin*, 1991, 110 (1), p. 86-108.

## CHAPITRE 6
## Le mangeur émotionnel

1. Corcos M., Jeammet P., « Conduites de dépendances : principales conceptions psychopathologique », *in Les Conduites de dépendances*, Corcos M., Flamment M., Jeammet P., Masson, 2003.

2. Bergeret J., « Aspects économiques du comportement d'addiction », *in Le Psychanalyste à l'écoute du toxicomane*, Dunod, 1981.

3. Waysfeld B., *Le Poids et le Moi*, Armand Colin, 2003.

4. Le fait de s'arracher les cheveux ou les poils.

5. Apfeldorfer G., Chapelot D., *Sucre et addiction*, Cedus, collection « Sucre et Santé », 2006, n° 7.

6. La dopamine est d'autant plus sécrétée (2,5 fois plus) que la nourriture est appréciée. D'après une communication du professeur Marc Fantino : *Existe-t-il des addictions au sucre ?*, 5e rencontres du GROS, 2007.

7. Corcos M., *Les Conduites de dépendances*, Masson, 2003.

8. Tassin J.-P., « Les mécanismes neurobiologiques des dépendances », communication au colloque *Les Dépendances*, Semaine de la prévention AP-HP, 16-19 novembre 1998.

9. Hahusseau S., *Tristesse, peur, colère. Agir sur ses émotions*, Odile Jacob, 2006.

10. Purdon C., « Thought suppression and psychopathology », *Behavior Research and Therapy*, 52, p. 17-20.

11. Hahusseau S., *Tristesse, peur colère. Agir sur ses émotions, op. cit.*

12. Philippot P. *et al.*, « Le travail des émotions en thérapie comportementale et cognitive. Vers une thérapie expérientielle », *Cahiers critiques de thérapie systémique*, 29, p. 87-122.

13. Des travaux ont pu démontrer, chez l'animal aussi bien que chez l'humain, que les prises alimentaires constituaient une réponse ordinaire au stress. La consommation d'un aliment apprécié, doté d'un contenu émotionnel positif, s'accompagnerait de la diminution des marqueurs biologiques du stress et de l'activation des systèmes récompensants (sérotoninergiques, dopaminergiques...) contribuant à procurer un état de bien-être.

14. Heatherton T. F., Herman C. P., Polivy J., « Effects of physical threat and ego threat on eating behaviour », *J. of Personality and Social Psychology*, 1991, 60, p. 138-143.

15. Chapelot D., Louis-Sylvestre J., *Les Comportements alimentaires*, Tec & Doc Lavoisier, 2004.

16. Zermati J.-P., *Maigrir sans régime*, *op. cit.*

17. Ellis A., Harper R. A., *La Thérapie émotivo-rationnelle*, Ambre, 2007.

18. Poulain J.-P., « Les dimensions sociales de l'obésité », *Lit. Sc.*, IFN, décembre 2000, n° 78 (1).

## CHAPITRE 7
## Et maintenant, comment faire ?

1. Pour W. P. T. James, président de l'International Task Force : « Pendant des décennies, on a supposé que la prise de conscience et les efforts individuels suffiraient à prévenir une chose aussi simple que la prise de poids. Mais ces conseils se sont accompagnés d'une augmentation constante du taux d'obésité. Des études très sérieuses ont montré récemment que les conseils personnalisés visant à réduire le surpoids et à augmenter l'activité physique pour éviter la prise de poids sont voués à l'échec. » « Developping national obesity prevention policies : An international perspective », *Obesity*, 2007, 2 (1), p. 122-132.

2. Pour les tenants de la théorie diététique, la relation entre la diminution de la consommation de lipides et l'augmentation de l'obésité ne signifie pas qu'il s'agit obligatoirement d'une relation de cause à effet. Ce n'est pas parce que les gens mangent moins gras qu'ils grossissent. Ce en quoi ils ont sûrement raison. En revanche, la relation entre l'augmentation de la consommation de lipides et l'augmentation de l'obésité est toujours interprétée par eux comme une relation de cause à effet. C'est toujours parce que les gens mangent plus gras qu'ils grossissent !

3. Hahusseau S., *Apprendre à faire face aux émotions*, communication au Congrès régional de l'AFTCC, Bourges, 2007.

4. Le lecteur intéressé pourra retrouver dans *Maigrir sans régime* (*op. cit.*) un exposé détaillé des expériences sur le traitement de la restriction cognitive.

5. C'est comme les pommes, nous ne les aimons pas parce qu'elles sont bonnes mais nous les trouvons bonnes parce qu'elles nous font du bien.

6. Young J. E., Klosko J. S., Weishaar M. E., *La Thérapie des schémas. Approche cognitive des troubles de la personnalité*, De Boeck, « Carrefour des psychothérapies », 2005.

7. J'invite le lecteur intéressé à se reporter au livre de Hahusseau S., *Tristesse, peur, colère. Agir sur ses émotions*, *op. cit.*

# Remerciements

Je voudrais remercier mes amis et compagnons de route, Gérard Apfeldorfer et Bernard Waysfeld. Ensemble, nous avons fondé le Groupe de réflexion sur l'obésité et le surpoids. Nous y vivons encore une formidable aventure humaine et intellectuelle. Peu de médecins ont eu la chance de pouvoir s'enrichir d'une telle expérience. J'en suis bien conscient. C'est sûrement parce qu'ils sont tous les deux des esprits brillants et ouverts que je me suis donné autant de peine à vouloir les convaincre. Beaucoup d'idées présentées dans ce livre sont nées de nos échanges. Certaines leurs reviennent entièrement. D'autres ont tellement changé de main, de tête, qu'il n'est même plus possible d'en connaître la paternité.

Je voudrais aussi saluer tous les membres de notre association. Ils se sont engagés avec nous dans le bouleversement de leur pratique pour mener ce permanent combat dans le seul intérêt de leurs patients. Je sais à quel point cela n'a pas toujours été facile. Et je les remercie de leur confiance.

Je voudrais remercier Marc Fantino et Jeanine Louis-Sylvestre qui ont accepté de relire mon manuscrit et m'ont permis de bénéficier de leur savoir et de leurs conseils.

Enfin, je voudrais dire à ceux de mes patients qui liront ce livre que c'est bien souvent dans la confiance qu'ils m'ont accordée que j'ai puisé l'énergie de poursuivre ce chemin.

# Table

CHAPITRE 3

## Ce qui nous fait grossir, ce qui nous empêche de maigrir



CHAPITRE 4

## Manger à l'insu de son plein gré



CHAPITRE 5

## Le mangeur rationnel

CHAPITRE 6

## Le mangeur émotionnel



CHAPITRE 7

## Et maintenant, comment faire ?

DU MÊME AUTEUR
CHEZ LE MÊME ÉDITEUR

*Maigrir sans régime*, 2002.
*Dictature des régimes. Attention !* (avec G. Apfeldorfer), 2006.

Ouvrage proposé
par Jacques Fricker.

*Cet ouvrage a été imprimé par*

CPI
Firmin Didot
*Mesnil-sur-l'Estrée*

*pour le compte des Éditions Odile Jacob*
*en février 2009*

Cet ouvrage a été composé et mis en pages
chez NORD COMPO (Villeneuve-d'Ascq)

N° d'impression : 94102
N° d'édition : 7381-2172-X
Dépôt légal : mars 2009

*Imprimé en France*